マンガでわかる 愛着障害

岡田尊司 監修
松本耳子 漫画

自分を知り、幸せになるためのレッスン

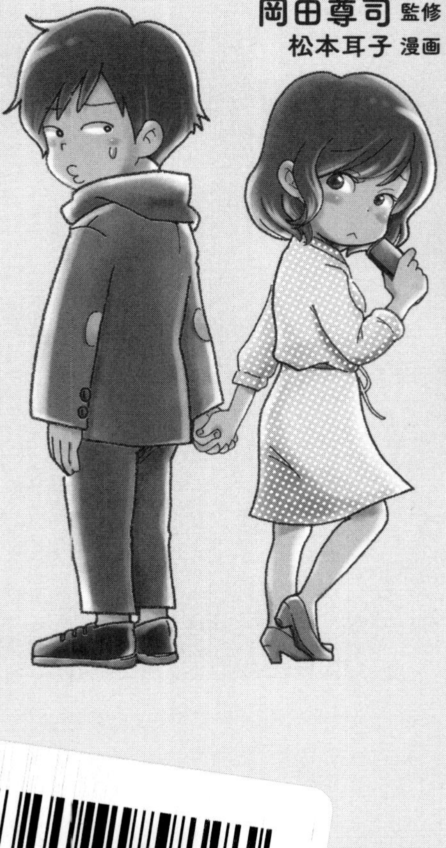

光文社

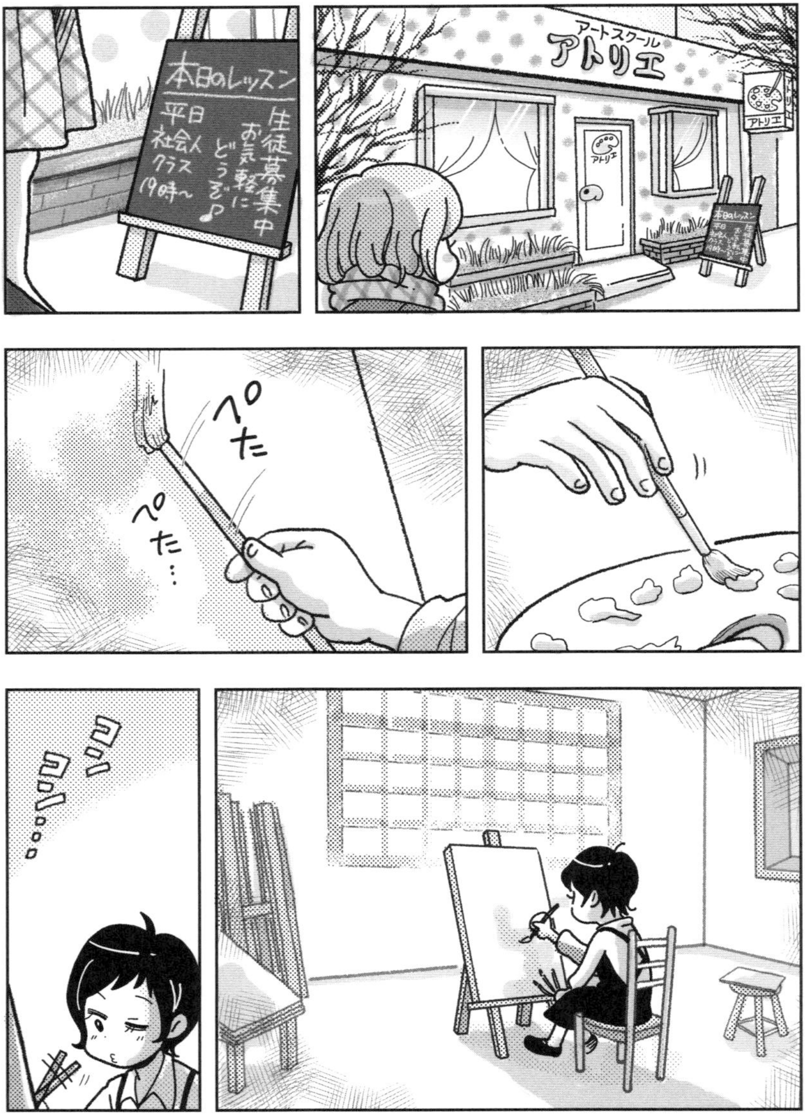
アートスクール
アトリエ
アトリエ
本日のレッスン
平日
社会人
クラス
19時～
生徒募集中
お気軽に
どうぞ♪
ぺた
ぺた…
コシ
コシ……

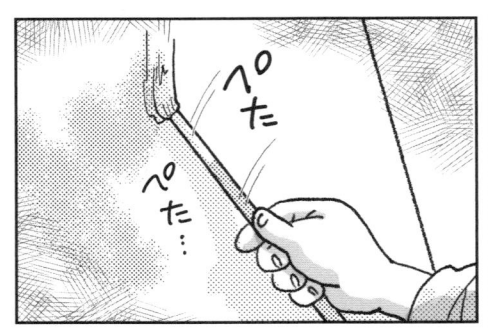

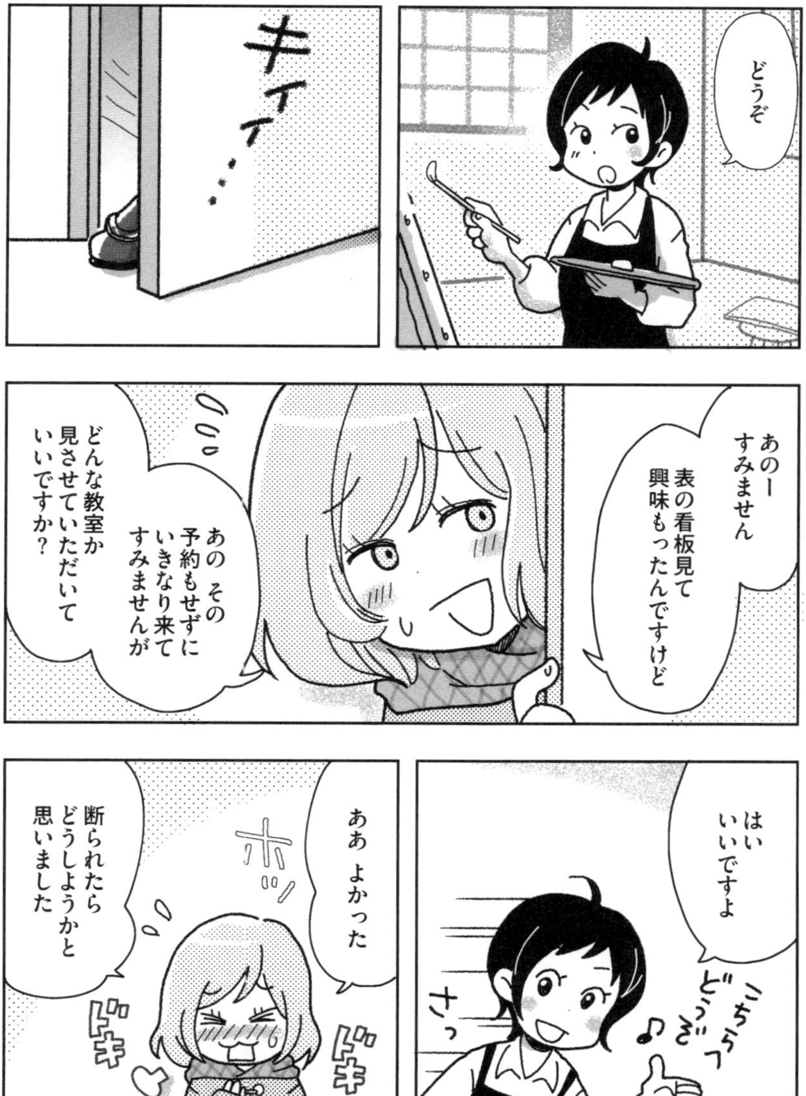

どうぞ
キィィ…
あのー
すみません
表の看板見て
興味もったんですけど
あの その
予約もせずに
いきなり来て
すみませんが
どんな教室か
見させていただいて
いいですか？
はい
いいですよ
こちらへ どうぞ♪
さっ
ホッ
ああ よかった
断られたら
どうしようかと
思いました
ドキ
ドキ

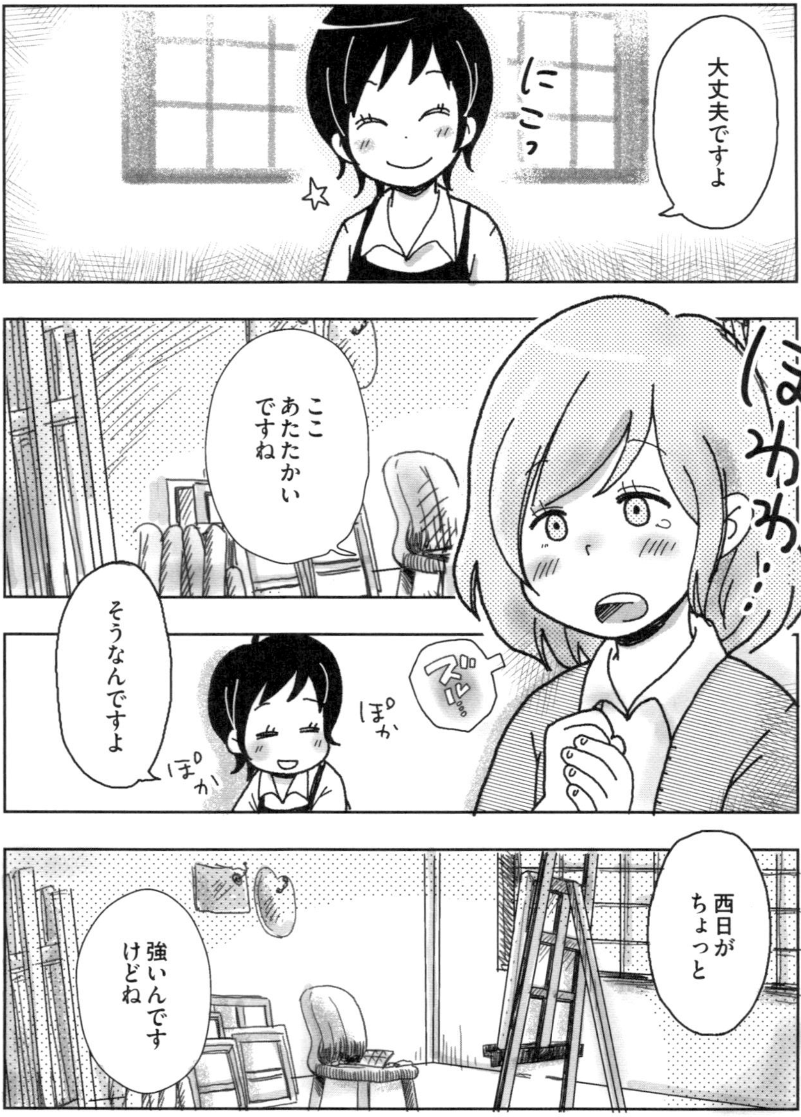
大丈夫ですよ
にこっ
ほわわ…
ここ あたたかいですね
そうなんですよ
ぽか ぽか
西日がちょっと
強いんですけどね

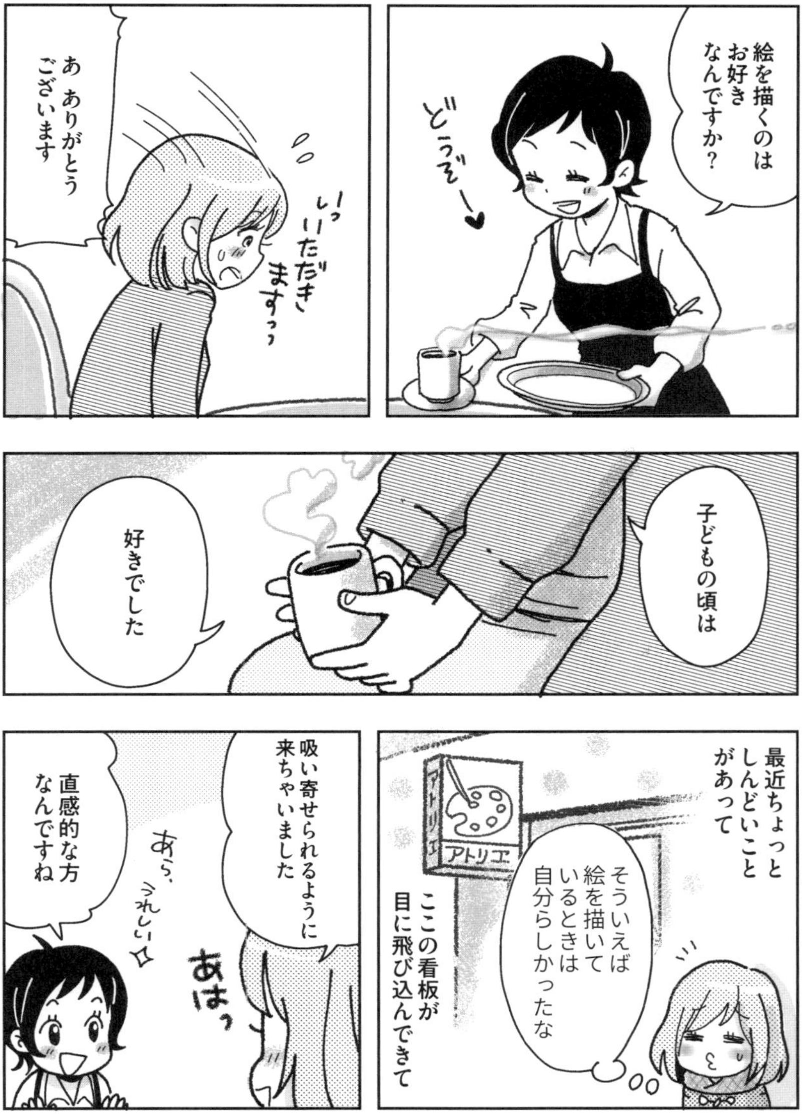
絵を描くのは
お好き
なんですか?
どうぞ〜♥
あ ありがとう
ございます
いっ いただき
ますっ
子どもの頃は
好きでした
最近ちょっと
しんどいこと
があって
ここの看板が
目に飛び込んできて
アトリエ
アトリエ
そういえば
絵を描いて
いるときは
自分らしかったな
吸い寄せられるように
来ちゃいました
あはっ
あら、うれしい☆
直感的な方
なんですね

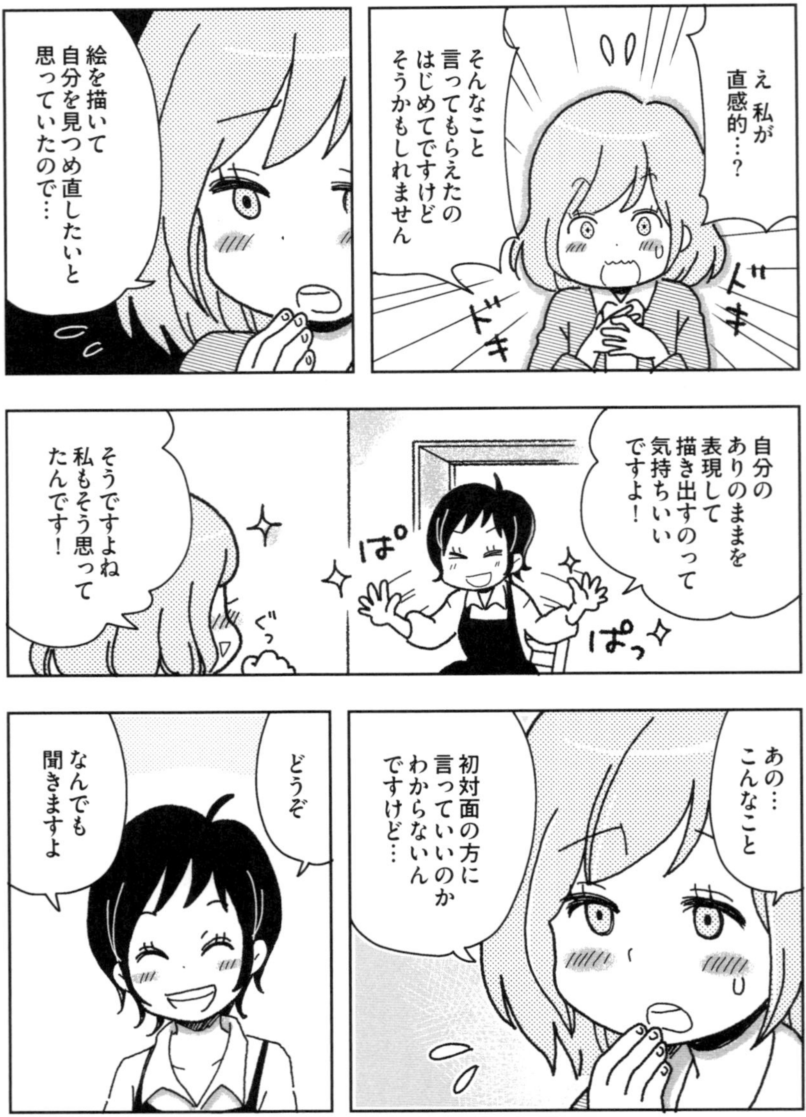
え 私が
直感的…？
そんなこと
言ってもらえたの
はじめてですけど
そうかもしれません
ドキ
ドキ
絵を描いて
自分を見つめ直したいと
思っていたので…
自分の
ありのままを
表現して
描き出すのって
気持ちいい
ですよ！
ぱ
ぱっ
そうですよね
私もそう思って
たんです！
ぐっ
あの…
こんなこと
初対面の方に
言っていいのか
わからないん
ですけど…
どうぞ
なんでも
聞きますよ

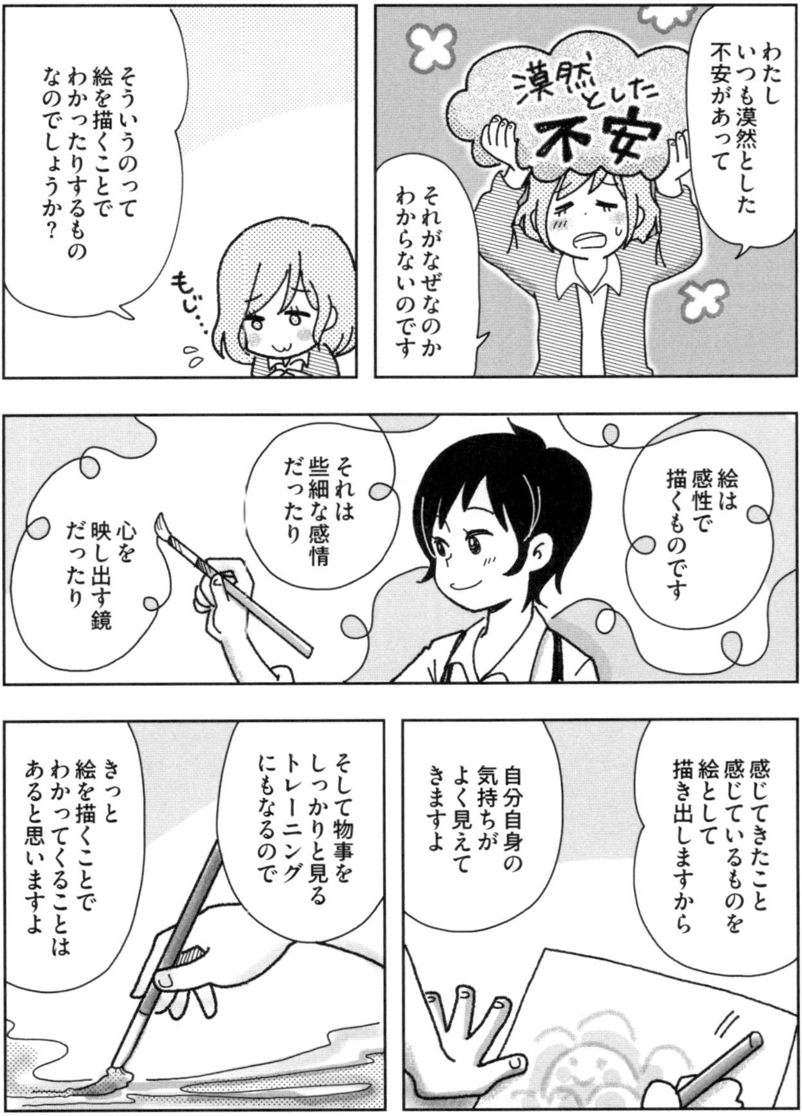
わたし
いつも漠然とした
不安があって
漠然とした
不安
それがなぜなのか
わからないのです
もじ…
そういうのって
絵を描くことで
わかったりするもの
なのでしょうか?
絵は
感性で
描くものです
それは
些細な感情
だったり
心を
映し出す鏡
だったり
感じてきたこと
感じているものを
絵として
描き出しますから
自分自身の
気持ちが
よく見えて
きますよ
そして物事を
しっかりと見る
トレーニング
にもなるので
きっと
絵を描くことで
わかってくることは
あると思いますよ

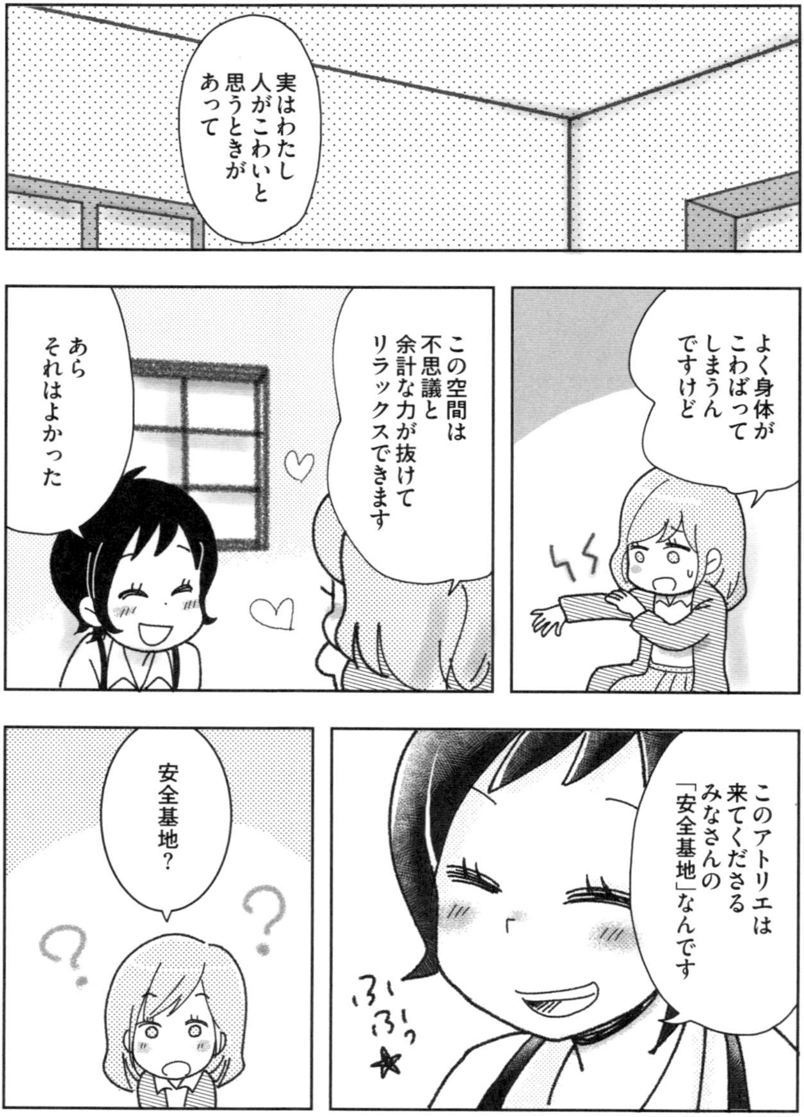
実はわたし
人がこわいと
思うときが
あって
よく身体が
こわばって
しまうん
ですけど
この空間は
不思議と
余計な力が抜けて
リラックスできます
あら
それはよかった
このアトリエは
来てくださる
みなさんの
「安全基地」なんです
安全基地？

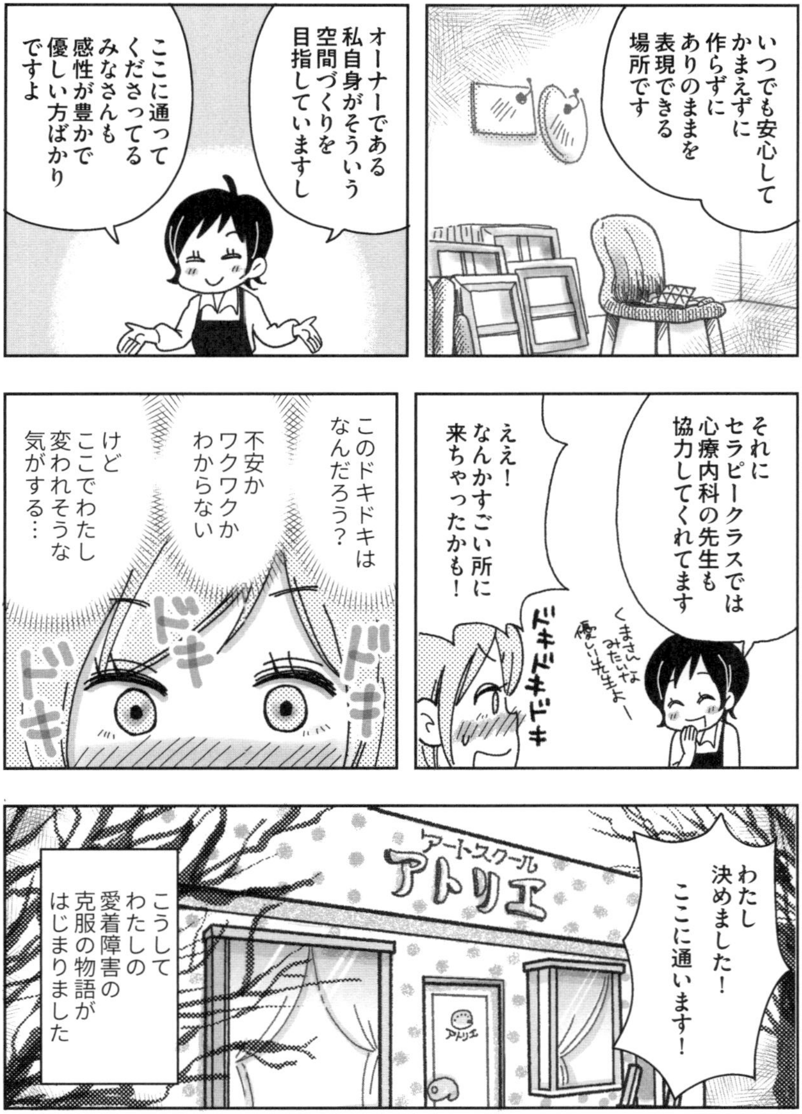
いつでも安心して
かまえずに
作らずに
ありのままを
表現できる
場所です
オーナーである
私自身がそういう
空間づくりを
目指していますし
ここに通って
くださってる
みなさんも
感性が豊かで
優しい方ばかり
ですよ
それに
セラピークラスでは
心療内科の先生も
協力してくれてます
くまさん
みたいな
優しい先生よ～
ドキドキドキ
ええ！
なんかすごい所に
来ちゃったかも！
このドキドキは
なんだろう？
不安か
ワクワクか
わからない
けど
ここでわたし
変われそうな
気がする…
ドキ
ドキ
ドキ
わたし
決めました！
ここに通います！
こうして
わたしの
愛着障害の
克服の物語が
はじまりました
アートスクール
アトリエ
アトリエ

はじめに

なぜ、人に気ばかりつかってしまうのでしょう。なぜ、自分をさらけ出すことに憶病になってしまうのでしょう。なぜ、人と交わることを心から楽しめないのでしょう。なぜ、損だとわかっていても意地を張ってしまうのでしょう。

他の生き方もできたはずなのに、なぜ、この生き方をしてしまったのか。あなたがそんな「生きづらさ」を感じているとしたら、もしかすると、**「愛着の特性」に課題があるのかもしれません。**

ここは「アートスクール　アトリエ」。一見、何の変哲もない絵画教室です。しかし、そこに集まるのは、心に傷を負い、思い通りにいかない人間関係に悩む「愛着障害」を抱えた人々。物語は、ここで出会った一組のカップルの心の動きを中心に進みます。

いつも人の顔色ばかりうかがって、漠然とした不安におびえている莎菜《さな》と、人と関わるのが苦手な朔太郎《さくたろう》。異なるタイプの、典型的な「愛着の特性」をもった二人は、親密になるにつれ、コミュニケーションの壁にぶつかります。

はじめに

大切な人に気持ちをわかってもらえない、好きだけど一定の距離はほしい、愛情が感じられない不安、愛情が重すぎて負担……。こうした愛着障害のひずみは、職場や友人などの人間関係よりも、より親密な恋愛関係や夫婦関係で明らかに現れます。

その問題をもっとも根本的なところで左右するのが、**「愛着の傷をいかに克服し、安定した愛着スタイルをもつことができるか、不安定な部分をいかに補えるか」**ということです。

この本は、私が以前著した『愛着障害』『愛着障害の克服』（ともに光文社新書）を下敷きに、よりわかりやすく身近な問題としてとらえられるように、まんがによるストーリーを中心に展開しています。きっと皆さんにも、思いあたるシーンがあることでしょう。

どうすれば人生がもっと生きやすく、実り豊かなものになるのか。どうすれば今抱えているさまざまな問題をよいほうに解決していけるのか。どうすればもっと幸福な人生に近づいていくことができるのか――。

誰もがもつ不安や生きづらさの解決につながるヒントを、「愛着障害」の視点から、お伝えしていきたいと思います。

岡田尊司

もくじ

編集協力：高木香織
本文デザイン：Malpu Design（佐野佳子）

第1章

二人は愛着障害!?

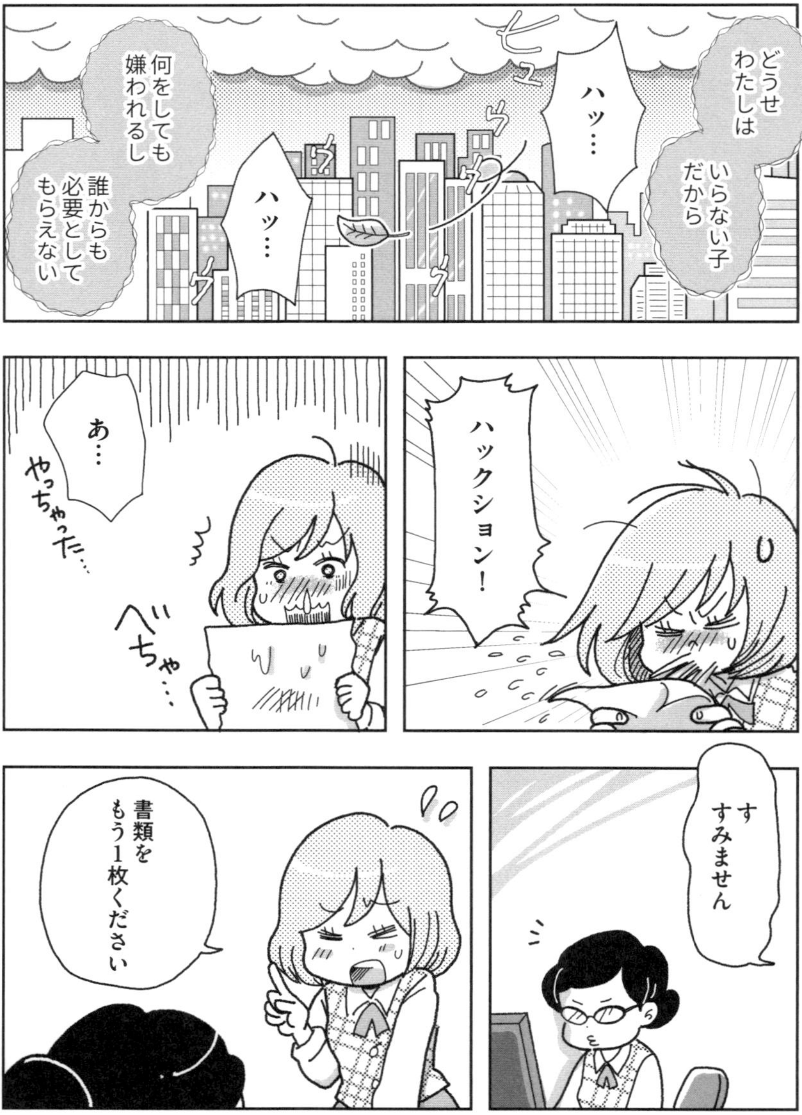
どうせ
わたしは
いらない子
だから
ハッ…
ヒュ
ハッ…
何をしても
嫌われるし
誰からも
必要として
もらえない
ハックション！
あ…
やっちゃった…
べちゃ…
す
すみません
書類を
もう1枚ください

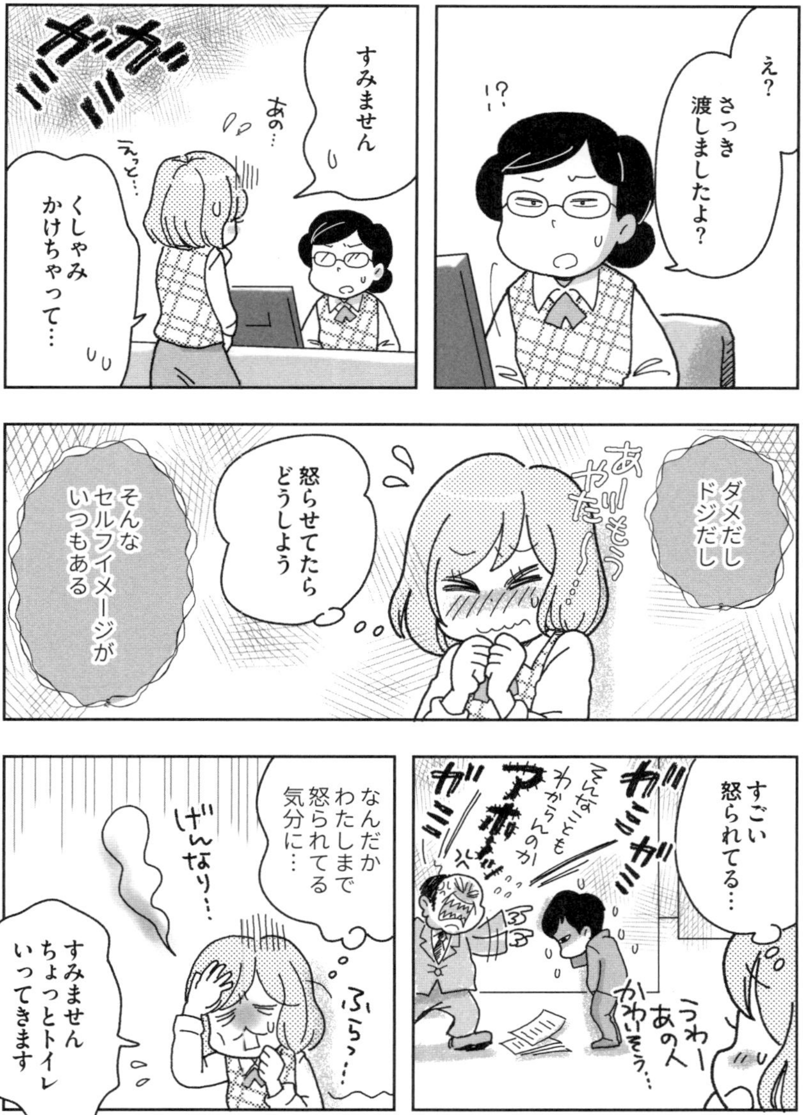
え？
さっき
渡しましたよ？
!?
ガミガミ
すみません
あの…
えっと…
くしゃみ
かけちゃって…
ダメだし
ドジだし
あ〜もう
やだ〜
怒らせてたら
どうしよう
そんな
セルフイメージが
いつもある
すごい
怒られてる…
ガミガミ
そんなことも
わからんのか
アホ
うわ〜
あの人
かわいそう…
なんだか
わたしまで
怒られてる
気分に…
げんなり…
ふらっ…
すみません
ちょっとトイレ
いってきます

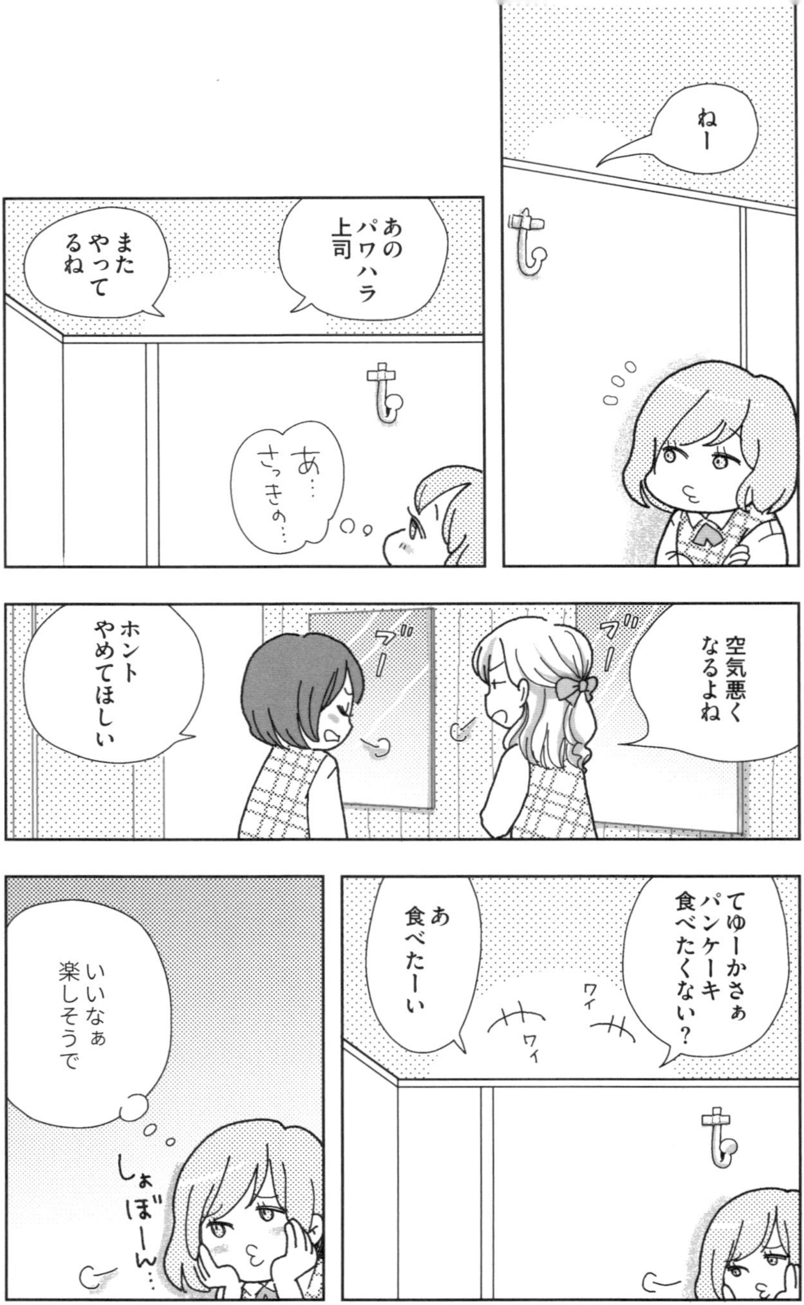
ねー
あのパワハラ上司
またやってるね
あ…さっきの…
空気悪くなるよね
ブー
ブー
ホントやめてほしい
てゆーかさぁパンケーキ食べたくない？
ワイワイ
あ食べたーい
いいなぁ楽しそうで
しょぼーん…

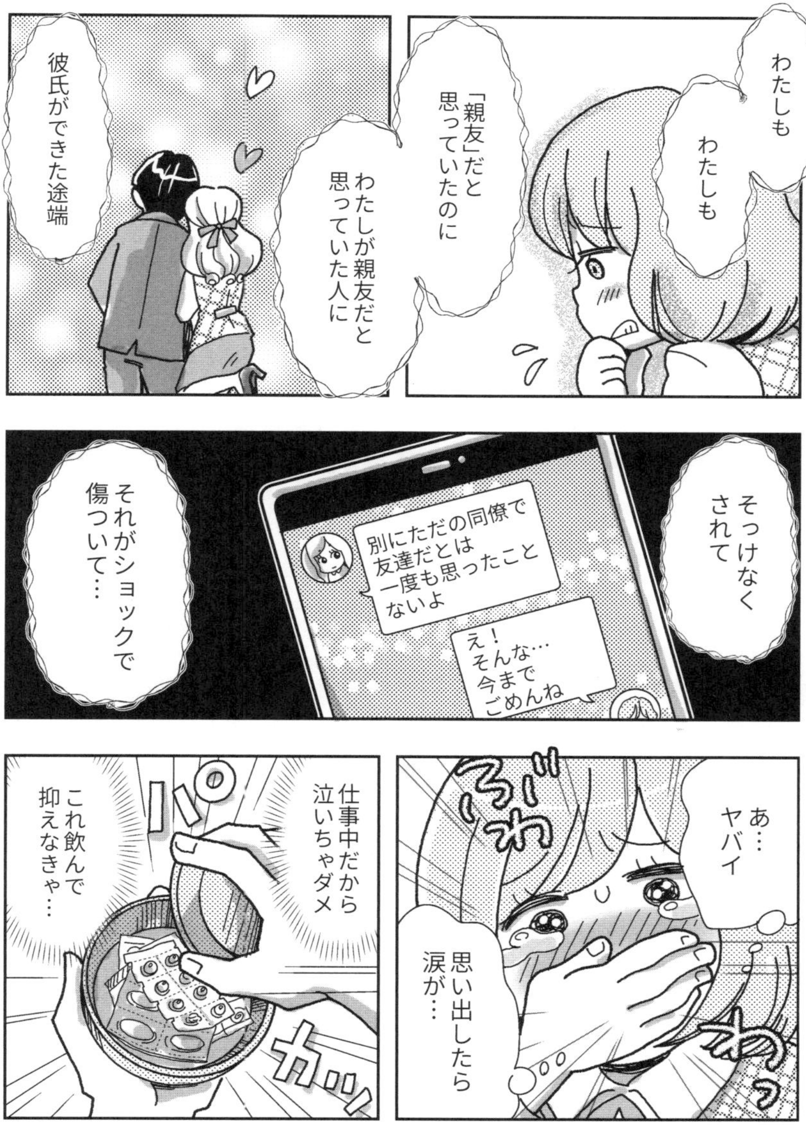
わたしも
わたしも
「親友」だと思っていたのに
わたしが親友だと思っていた人に
彼氏ができた途端
そっけなくされて
別にただの同僚で友達だとは一度も思ったことないよ
え！そんな…今までごめんね
それがショックで傷ついて…
あ…ヤバイ
思い出したら涙が…
パ
仕事中だから泣いちゃダメ
これ飲んで抑えなきゃ…
カッ

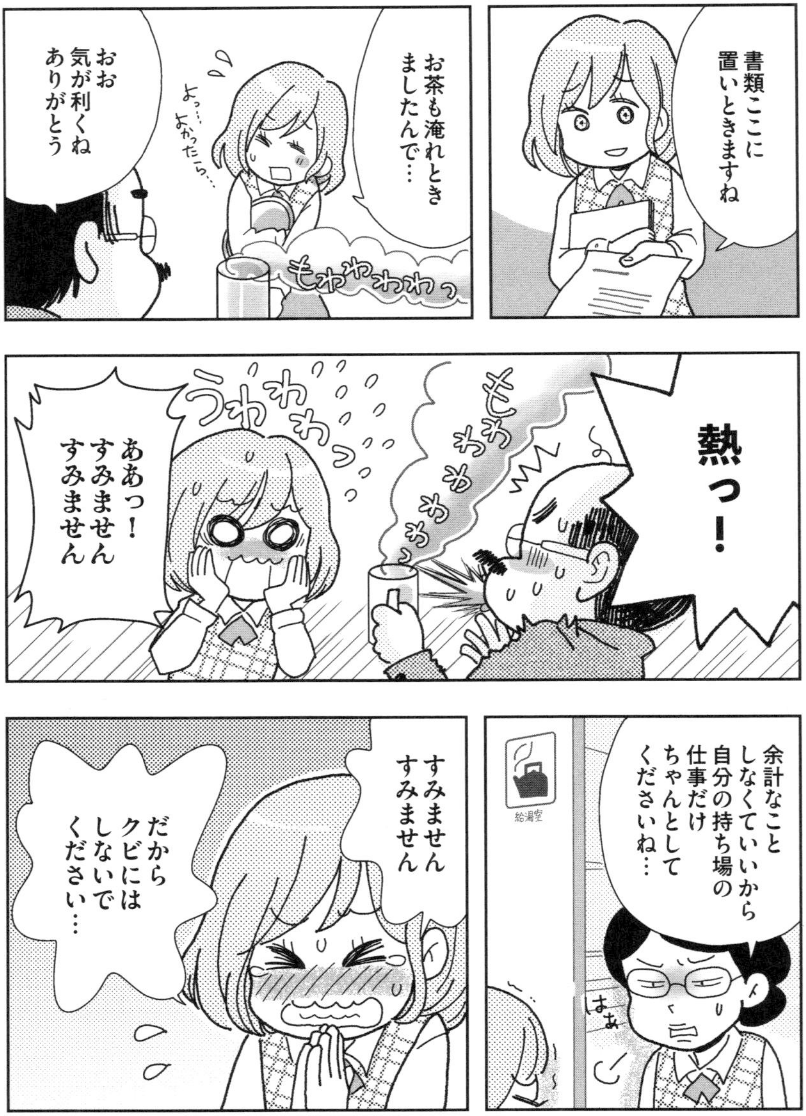

書類ここに置いときますね
お茶も淹れときましたんで…
よっ…よかったら…
もわわわわわっ
おお気が利くねありがとう
熱っ!
うわわわっ
ああっ!すみませんすみません
余計なことしなくていいから自分の持ち場の仕事だけちゃんとしてくださいね…
給湯室
はぁ
すみませんすみません
だからクビにはしないでください…

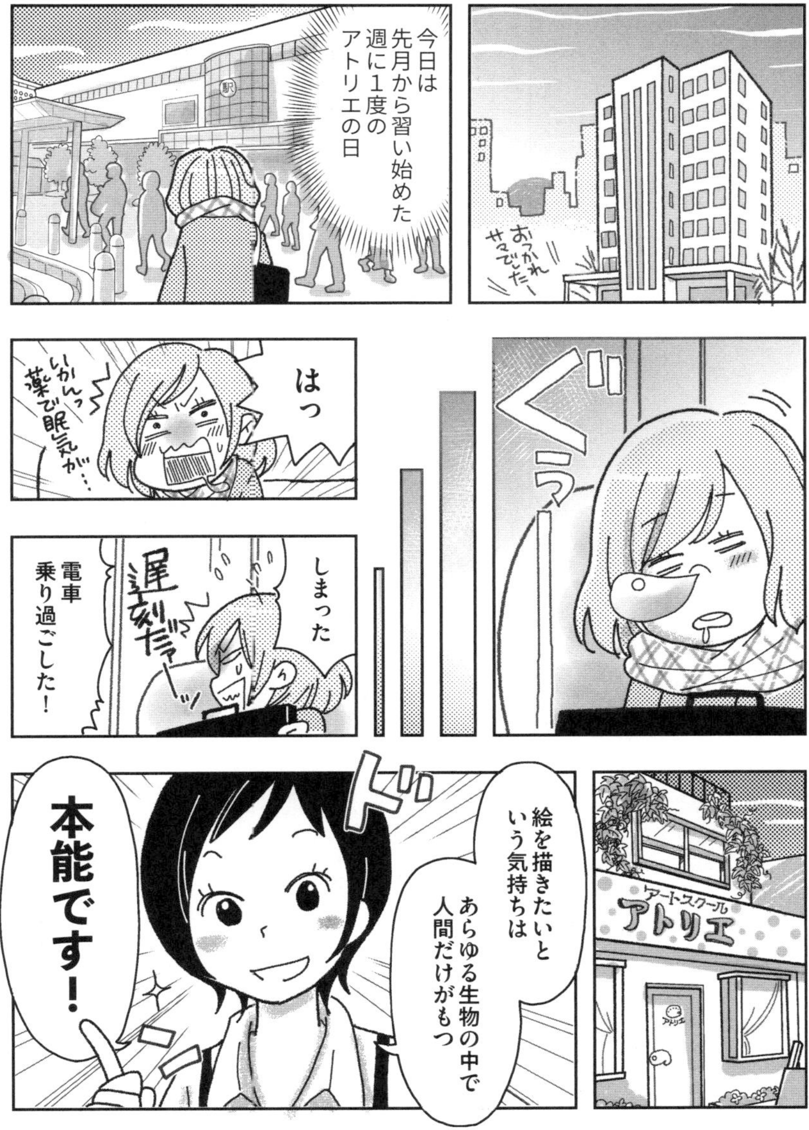
おつかれサマでした〜
今日は先月から習い始めた週に1度のアトリエの日
ぐう〜
はっ
いかんっ薬で眠気が…
しまった
電車乗り過ごした!
遅刻だァ〜ッ
アートスクール
アトリエ
絵を描きたいという気持ちはあらゆる生物の中で人間だけがもつ
本能です!

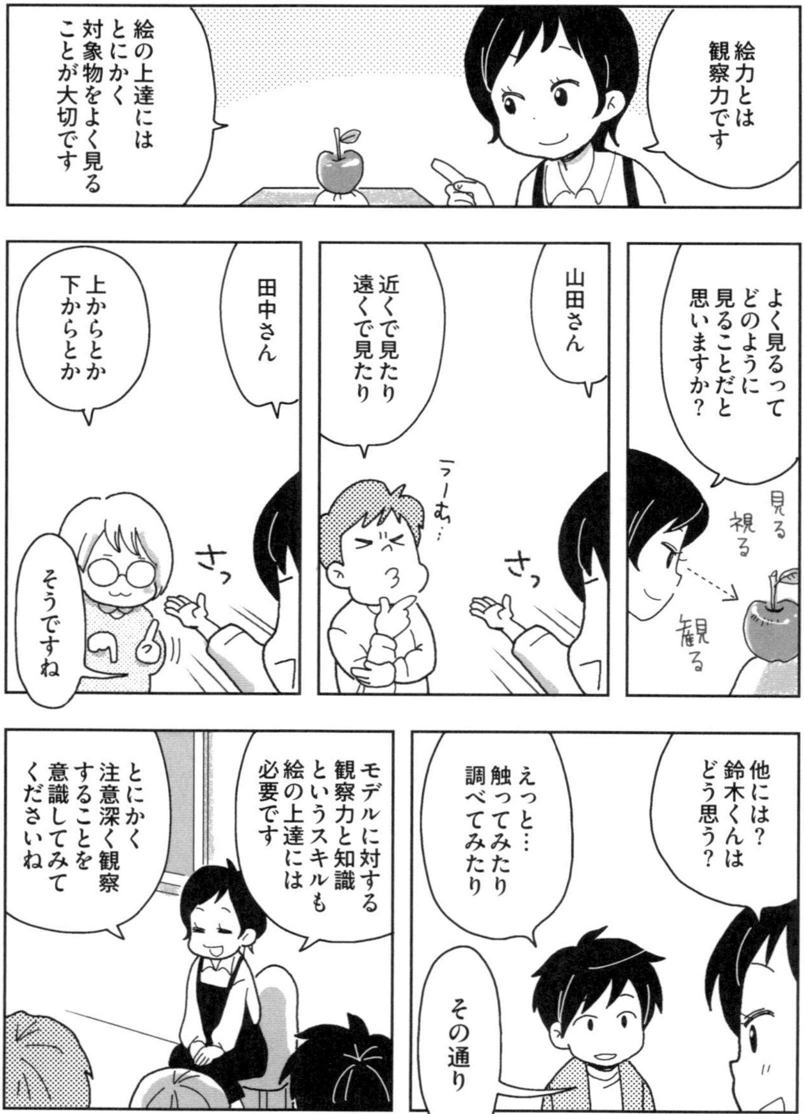

絵力とは観察力です
絵の上達にはとにかく対象物をよく見ることが大切です
よく見るってどのように見ることだと思いますか？
見る
視る
観る
山田さん
さっ
うーむ…
近くで見たり遠くで見たり
田中さん
さっ
上からとか下からとか
そうですね
他には？鈴木くんはどう思う？
えっと…触ってみたり調べてみたり
その通り
モデルに対する観察力と知識というスキルも絵の上達には必要です
とにかく注意深く観察することを意識してみてくださいね

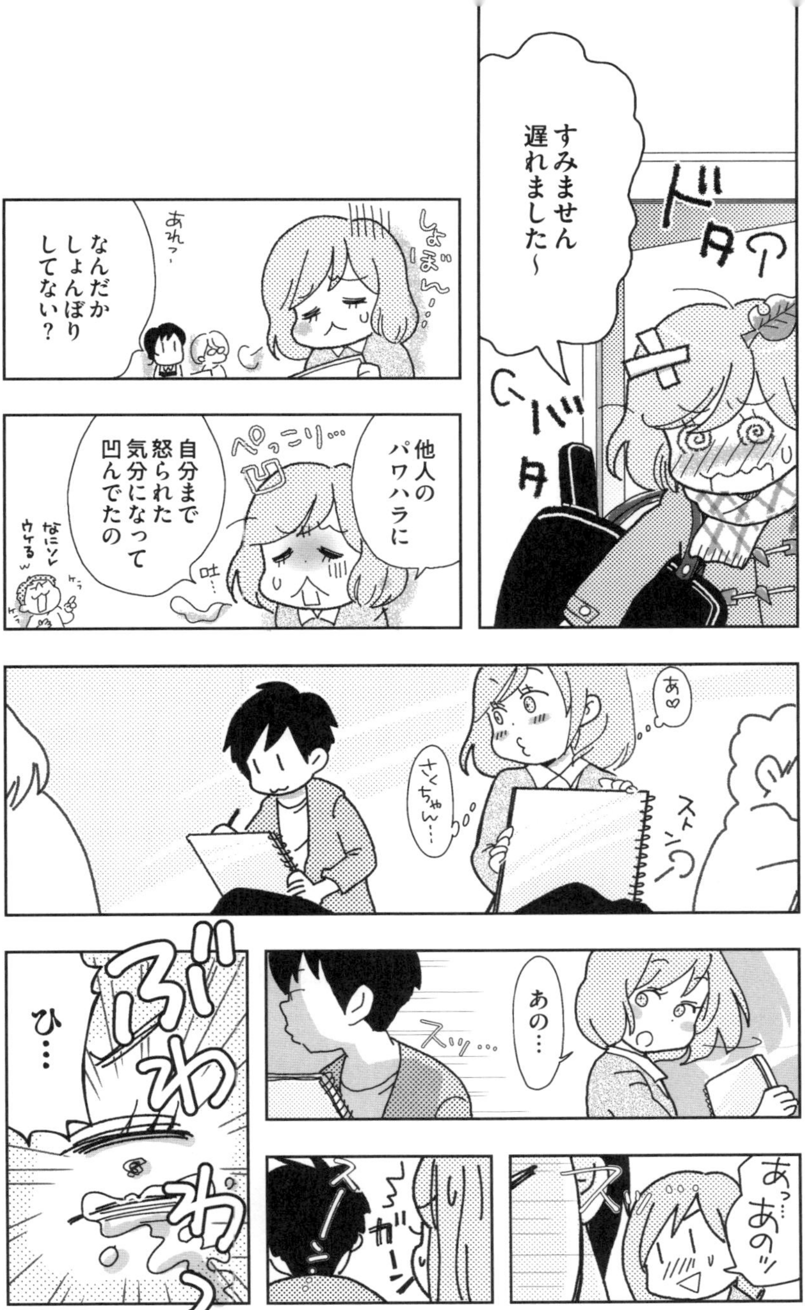
ドダァ
すみません
遅れました〜
バタ
しょぼん…
あれっ
なんだか
しょんぼり
してない？
ぺっこり…
他人の
パワハラに
自分まで
怒られた
気分になって
凹んでたの
吐…
なにソレ
ウケるw
あ♡
さくちゃん…
ストン
あの…
スッ…
ぶわわっ
ひ…
あっ…
あのッ
ガーン

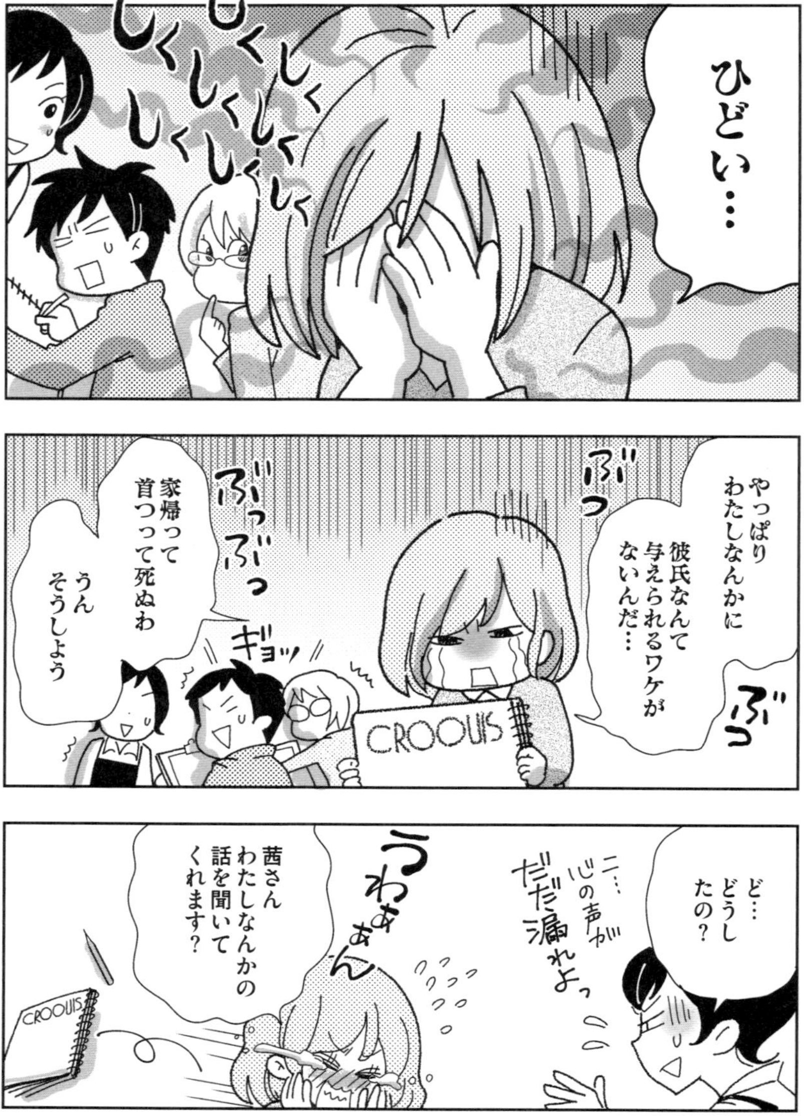
ひどい…
しくしくしくしくしくしくしくしく
やっぱりわたしなんかに彼氏なんて与えられるワケがないんだ…
ぶつ
ぶつ
ぶつぶつぶつ
ギョッ
家帰って首つって死ぬわ
うんそうしよう
CROQUIS
ど…どうしたの?
…心の声がだだ漏れよっ
うわあああん
茜さんわたしなんかの話を聞いてくれます?
CROQUIS

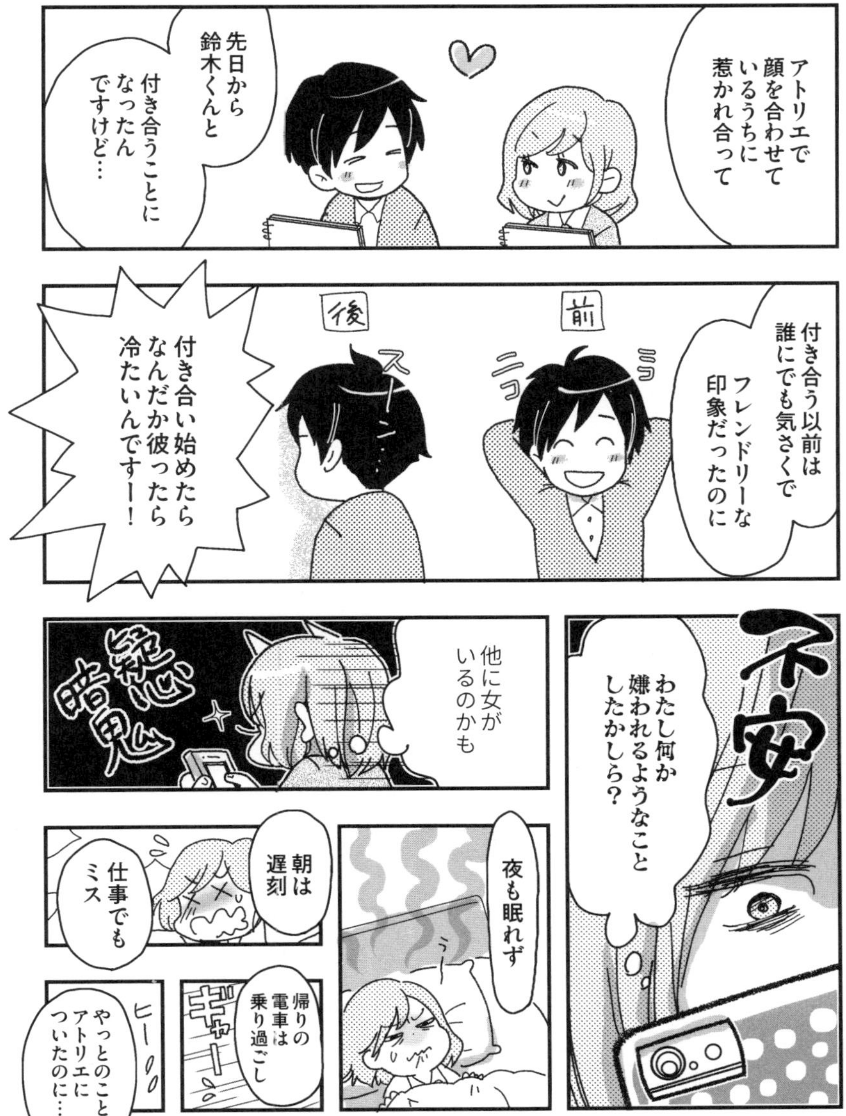
アトリエで顔を合わせているうちに惹かれ合って
先日から鈴木くんと付き合うことになったんですけど…
付き合う以前は誰にでも気さくでフレンドリーな印象だったのに
前
後
スー…
付き合い始めたらなんだか彼ったら冷たいんですー！
不安
わたし何か嫌われるようなことしたかしら？
他に女がいるのかも
疑心暗鬼
夜も眠れず
うー
朝は遅刻
仕事でもミス
帰りの電車は乗り過ごし
ギャー
ヒー
やっとのことでアトリエについたのに…

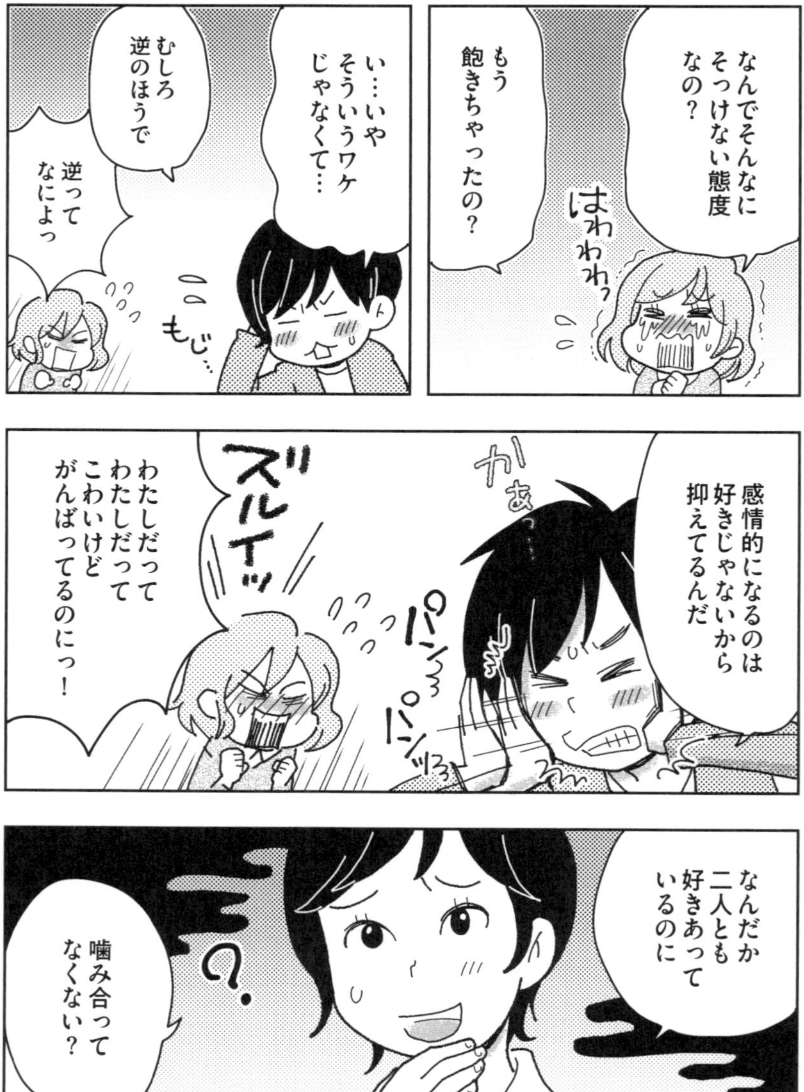
なんでそんなにそっけない態度なの？
はわわわっ
もう飽きちゃったの？
い…いやそういうワケじゃなくて…
むしろ逆のほうで
もじ…
逆ってなによっ
感情的になるのは好きじゃないから抑えてるんだ
かあっ…
パンッ
パンッ
ズルイッ
わたしだってわたしだってこわいけどがんばってるのにっ！
なんだか二人とも好きあっているのに
?
噛み合ってなくない？

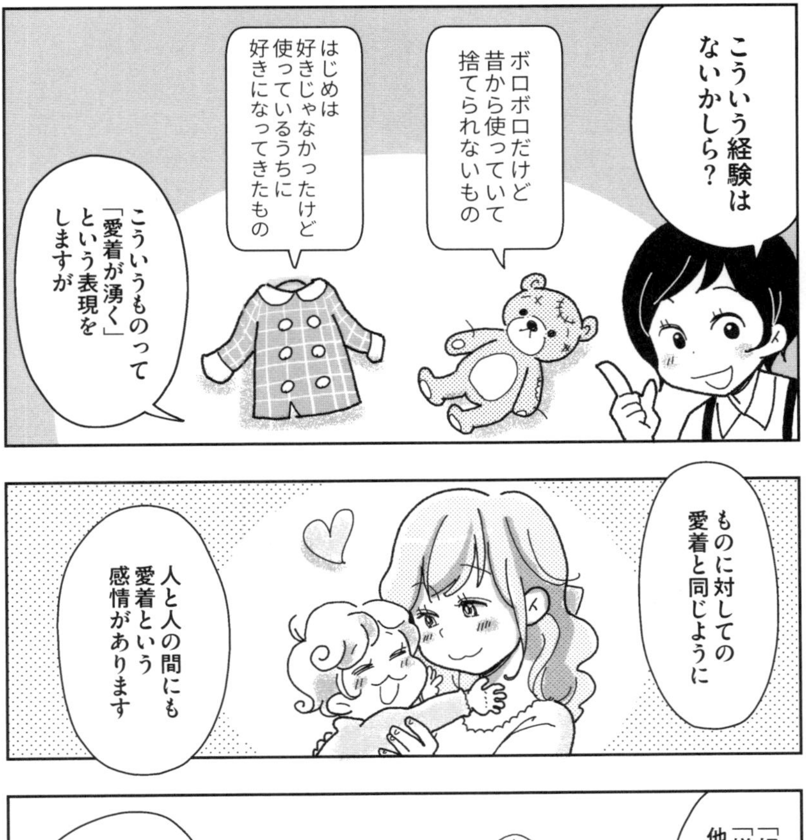
こういう経験はないかしら？
ボロボロだけど昔から使っていて捨てられないもの
はじめは好きじゃなかったけど使っているうちに好きになってきたもの
こういうものって「愛着が湧く」という表現をしますが
ものに対しての愛着と同じように
人と人の間にも愛着という感情があります
「好き」とか「嫌い」とかの他にも喜怒哀楽など様々な感情がありますが
喜
怒
楽
哀
不快
快
愛着
そういう感情を感じる土台の部分が「愛着」だと思ってください

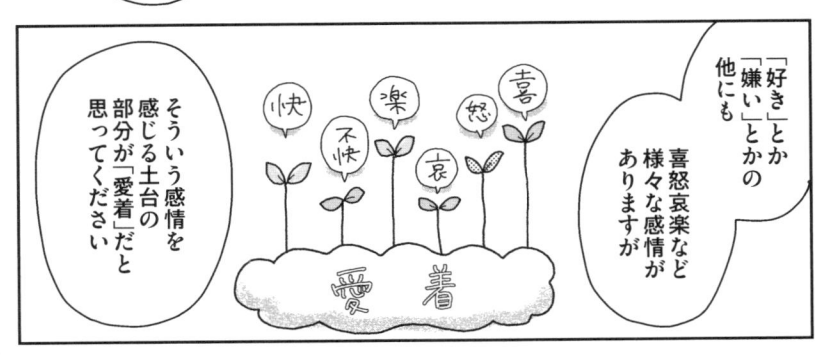

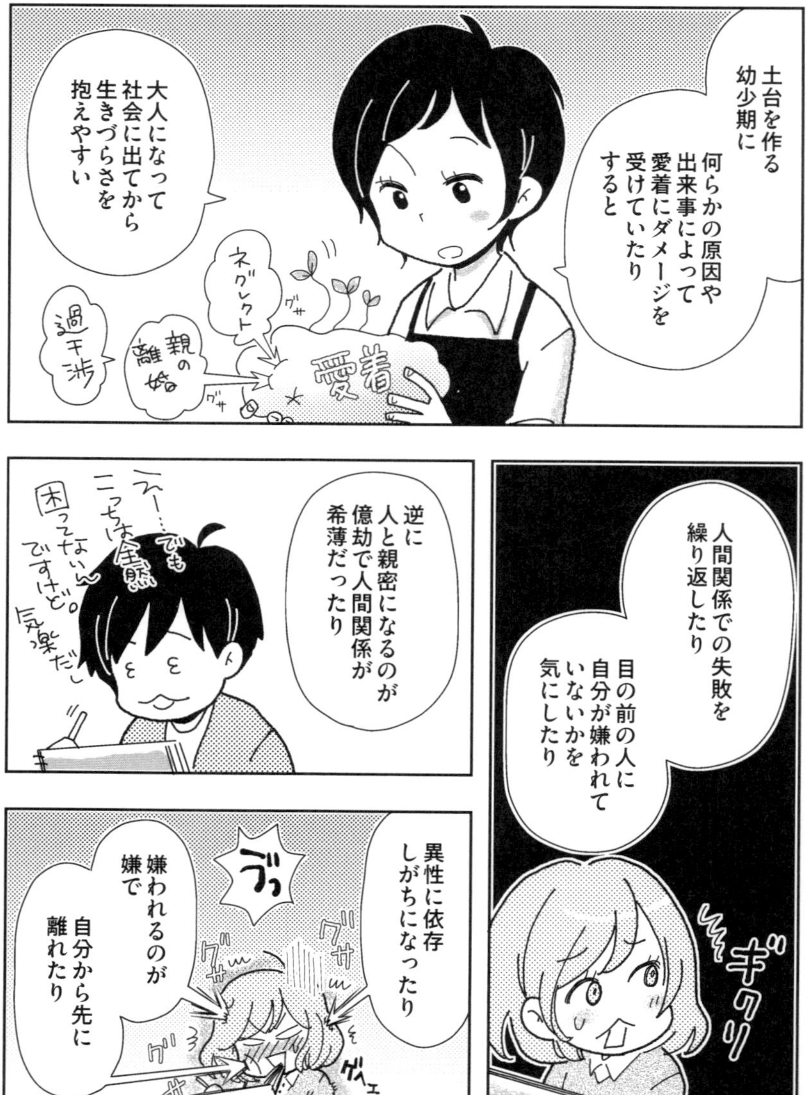

土台を作る
幼少期に
何らかの原因や
出来事によって
愛着にダメージを
受けていたり
すると
大人になって
社会に出てから
生きづらさを
抱えやすい
ネグレクト
過干渉
親の離婚
愛着
グサ
グサ
人間関係での失敗を
繰り返したり
目の前の人に
自分が嫌われて
いないかを
気にしたり
ギクリ
逆に
人と親密になるのが
億劫で人間関係が
希薄だったり
えー…でも
こっちは全然
困ってないん
ですけど。
気楽だし
異性に依存
しがちになったり
嫌われるのが
嫌で
自分から先に
離れたり
ゔっ
グサッ
グサッ
グサ
グサ

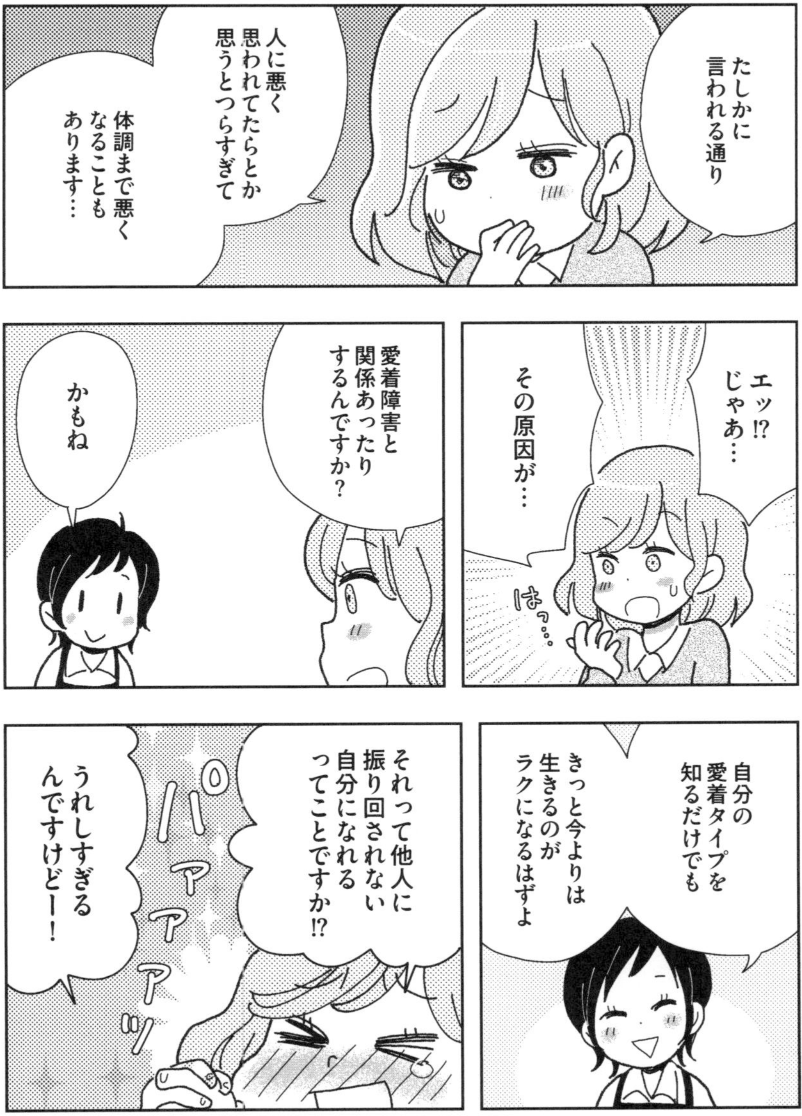
たしかに言われる通り
人に悪く思われてたらとか思うとつらすぎて
体調まで悪くなることもあります…
エッ⁉じゃあ…
その原因が…
はっ…
愛着障害と関係あったりするんですか？
かもね
自分の愛着タイプを知るだけでも
きっと今よりは生きるのがラクになるはずよ
それって他人に振り回されない自分になれるってことですか⁉
パァァアアッ
うれしすぎるんですけどー！

コラム1

愛着という「安全基地」

人の顔色がとても気になり、気疲れしやすい。「お前なんかいらない」と言われないか、いつも不安に思う。対立したくないので、つい相手に合わせてしまう。

一方、人と親しい関係になるのが煩《わずら》わしい。結婚して縛られるのはイヤ。仕事の付き合いはするが、それ以上のかかわりはもちたくない――。

このように対人関係に過敏だったり、逆に表面的で、人間関係が深まりにくい人が増えています。

そうした対人関係のパターンを、知らずしらずに支配しているのが、その人の**「愛着スタイル」**だと考えられています。愛着スタイルは、その人の人格の根底にあり、対人関係だけでなく、感情や認知、行動に幅広く影響していることがわかってきました。いわばパーソナリティーを形造る、重要なベースになっているのです。

愛着の研究は、まず子どもの愛着障害から始まりました。今では、大人においても愛着が果たす役割の重要性に注目が集まっています。実際、安定した愛着スタイルをもつことは、良好な対人関係に恵まれやすいだけでなく、家庭生活での幸福や社会生活での成功にも大きく関与しているのです。

困ったことがあると、すぐ人に相談したり、助けを求めたりする人、逆にどんなに困っていても、なかなか人に打ち明けたり、ましてや援助を頼むことができない人、気軽に甘えたり、すぐ相手と親しくなれる人もいれば、何年顔を合わせていても、いっこうに距離が縮まらない人もいます。こうした行動の違いを生み出しているのも、愛着スタイルなのです。

愛着スタイルは、幼少期の親との関わりを出発点として、その人にとって重要な他者との関係のなかで、長い年月をかけて培われていきます。

子どものころアニメで見た『母をたずねて三千里』のマルコ少年の姿が心に焼きついている人も多いのではないでしょうか。イタリアのジェノヴァから、母親に会うためにはるばるアルゼンチンまで一人で旅をするマルコ少年に感動するのは、私たちも同じような気持ちをもっているからでしょう。

愛着を脅《おびや》かす、もっとも深刻な状況は二つあります。一つは、愛着対象がいなくなる場合です。死別や離別によって母親がいなくなることは、子どもにとって世界が崩壊するにも等しい過酷な体験です。もう一つは、守ってくれるはずの親から虐待を受け、安全が脅かされる場合です。子どもは親を求めつつ、同時に恐れるという相反する状況に置かれます。親に認められたいという思いを満たされずに育った人は、いくつになっても親に愛されたいという気持ちを引きずることになります。それが過度に気に入られようとしたり、困らせたり反発するといった形になって表れるのです。

一方で、いったん**「愛着の絆《きずな》」**がしっかりと形成されると、容易に消えることはありません。愛着におけるもう一つの重要な特性はこの半永久的な持続性なのです。愛着の絆で結ばれた存在を求め、そのそばにいようとする行動を、愛着理論の生みの親でイギリスの精神科医ジョン・ボウルビィは**「愛着行動」**と呼びました。

愛着という現象は、対人関係のみならず、幅広い能力の発達にも関連していきます。そこには、愛着のもう一つの特性が関わっています。

愛着の絆が形成されると、子どもは母親といることに安心感をもつだけでなく、母親がそばにいなくても、次第に安心していられるようになります。安定した愛着が生まれることは、その子の安全が保証され、安心感が守られるということなのです。ボウルビィの愛着理論を発展させた、アメリカの発達心理学者メアリー・エインスワースは、愛着のこうした動きを**「安全基地」**という言葉で表現しました。

子どもは、愛着という「安全基地」がしっかり確保されているとき、安心して外界を冒険しようという意欲をもつことができます。逆に、母親との愛着が不安定で、「安全基地」として十分機能していないとき、子どもは安心して探索行動を行えません。その結果、知的興味や対人関係においても、無関心になったり消極的になったりしやすいのです。守られていると感じている子どもほど、好奇心旺盛で活発に行動し、何事にも積極的なのです。

「安全基地」を確保している人は、外界のストレスにも強いものです。**幼いころにしっかり守られて育った人は、大人になってからも自分をうまく守れるのです。**

愛着障害に悩んだ有名人 *1*

落第坊主の遠藤周作をいつもかばってくれた母

作家の遠藤周作は、亡き母のお骨を音楽会に抱えて出かけたり、軽井沢の別荘に連れて行って一晩一緒に過ごしたといいます。周作の母親は、当時では珍しい女性ヴァイオリニストで、ヴァイオリンを教えて、二人の息子を育てました。秀才の兄に比べて「落第坊主」だった周作を、「この子は見どころがある」といつもかばってくれたのは母親でした。その母親とのゆるぎない愛着が、幾多の困難から周作を守ったにちがいありません。

大下莎菜《おおしたさな》

会社員。普段は明るいが、
傷つきやすい。昔の嫌な
ことを思い出してイライ
ラしたり、落ち込んだり
してしまう。かつて好き
だった絵を描いて自分を
見つめ直そうと、アート
セラピーも兼ねたアトリ
エの扉を叩く。不安型。

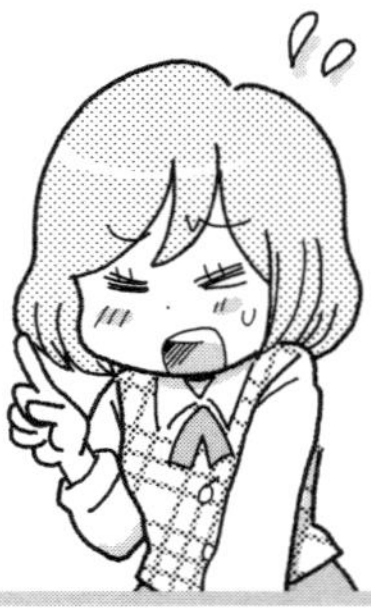

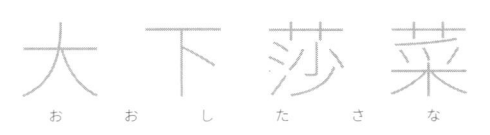

第2章

愛着障害って
どういうこと？

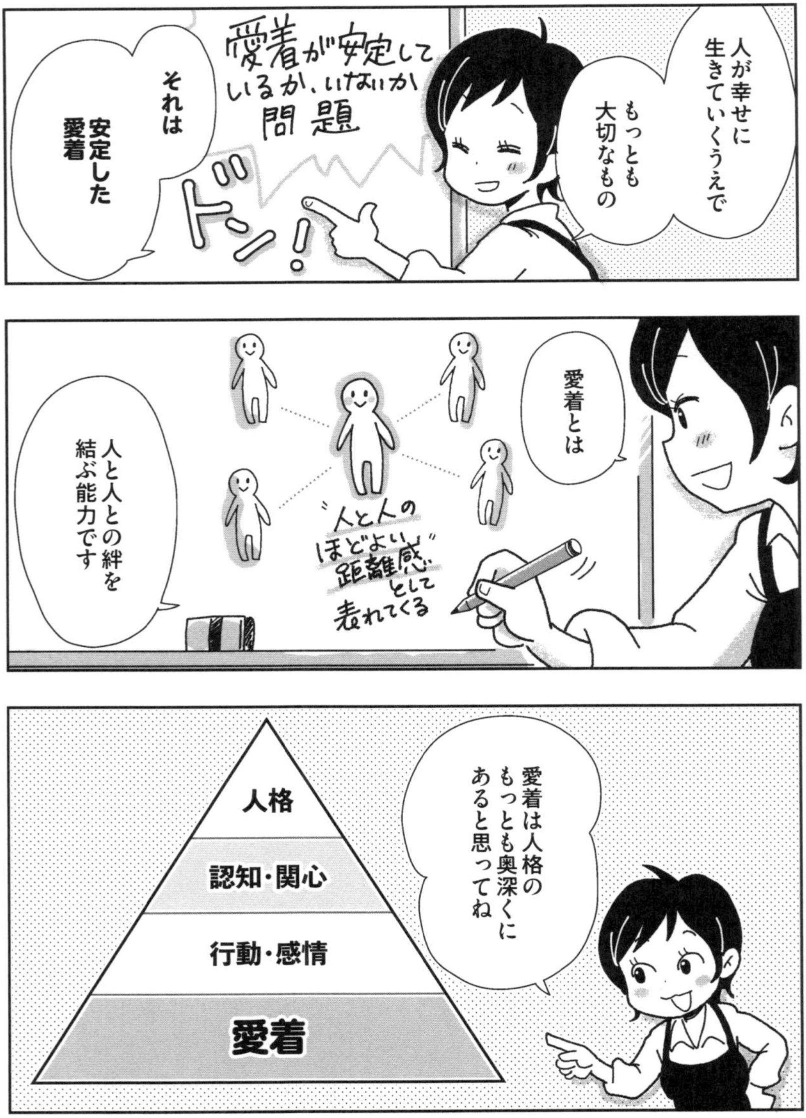
人が幸せに生きていくうえで
もっとも大切なもの
愛着が安定しているか、いないか問題
ドーン!
それは
安定した愛着
愛着とは
"人と人のほどよい距離感"として表れてくる
人と人との絆を結ぶ能力です
愛着は人格のもっとも奥深くにあると思ってね
人格
認知・関心
行動・感情
愛着

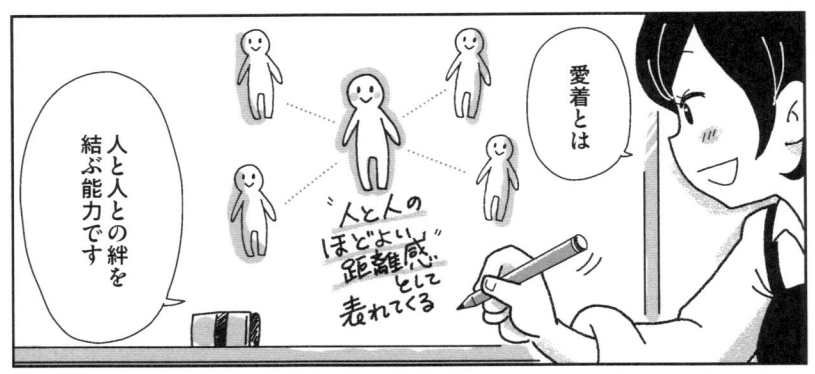

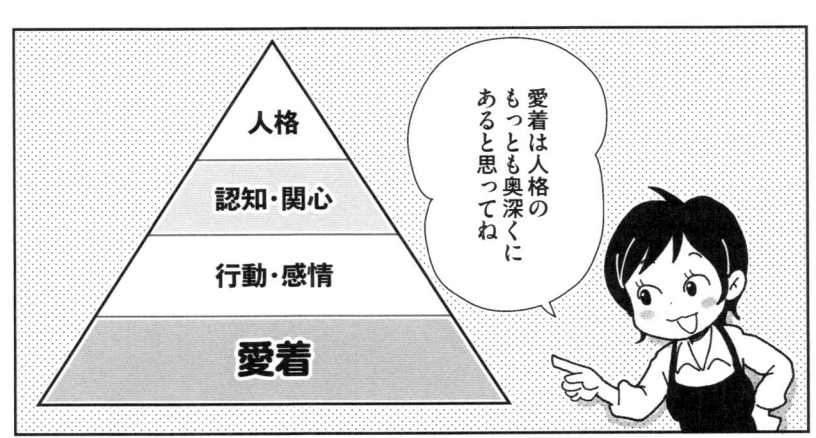

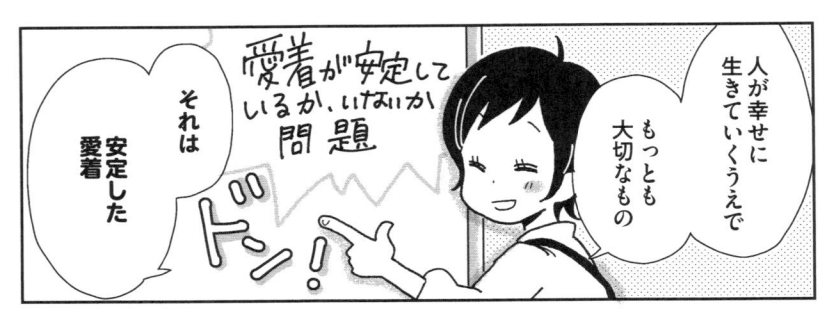

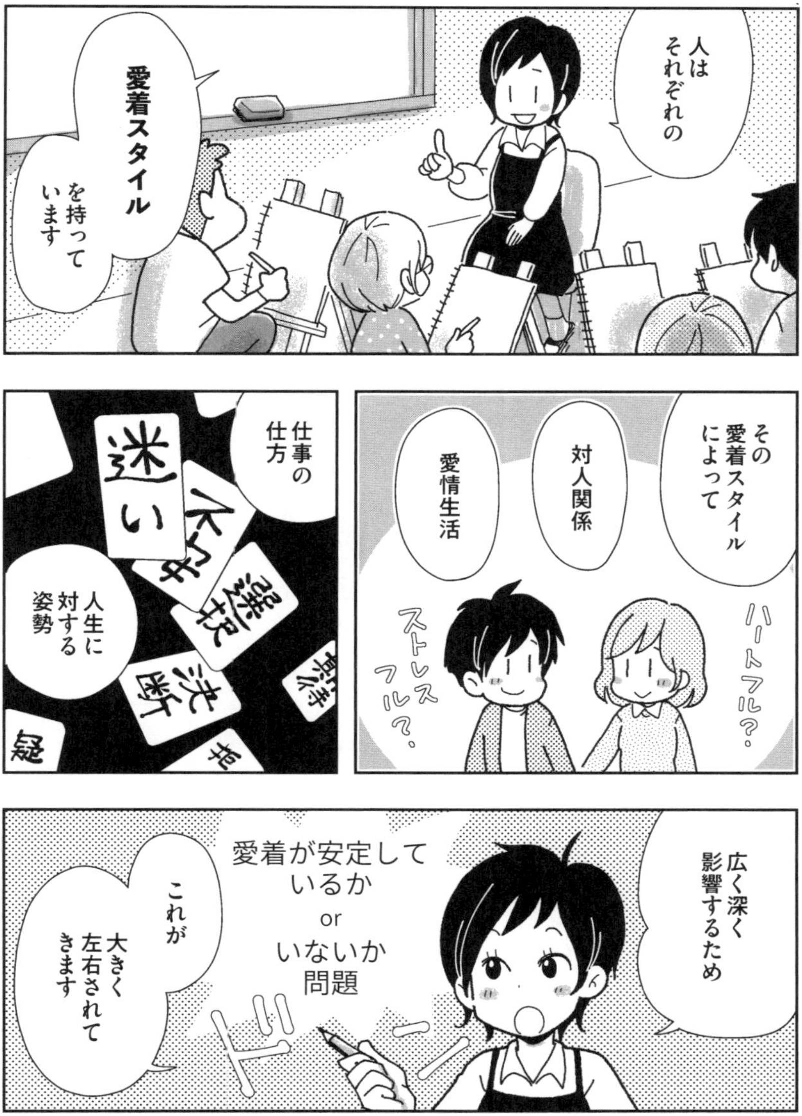
人はそれぞれの
愛着スタイルを持っています
その愛着スタイルによって
対人関係
愛情生活
ハートフル?
ストレスフル?
仕事の仕方
人生に対する姿勢
迷い
不安
選択
決断
疑
広く深く影響するため
愛着が安定しているか
or
いないか
問題
ドーン
これが大きく左右されてきます

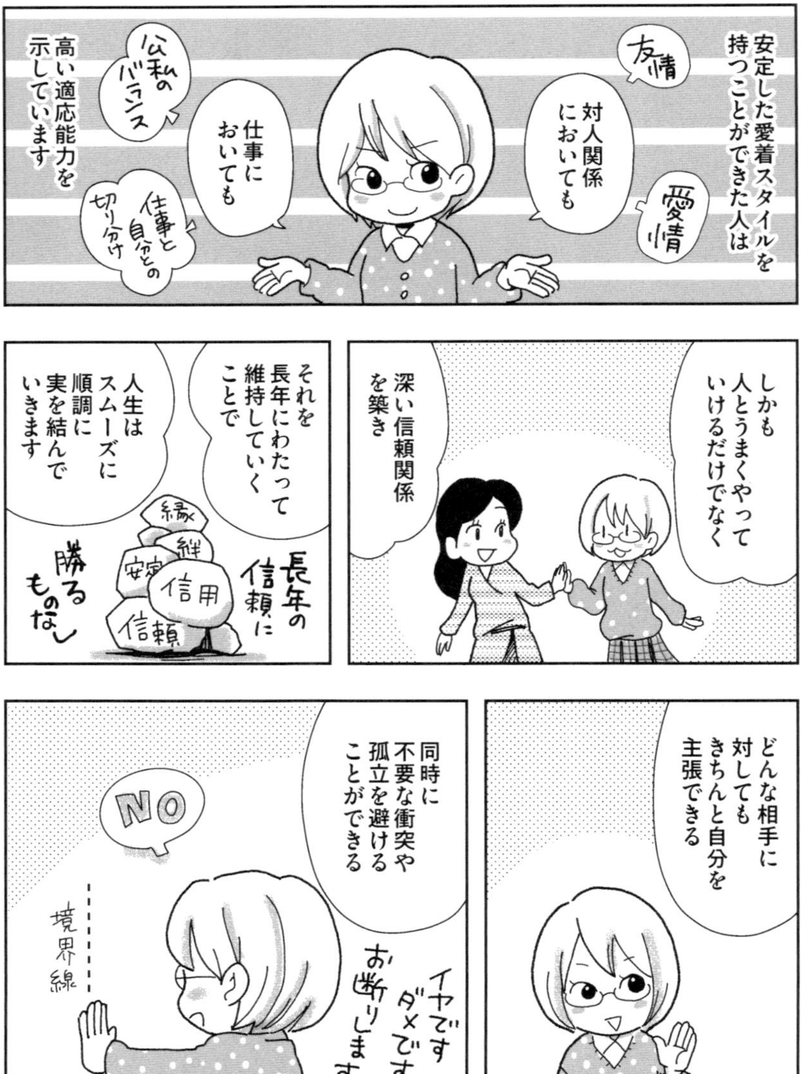

安定した愛着スタイルを持つことができた人は
友情
愛情
対人関係においても
仕事においても
仕事と自分との切り分け
公私のバランス
高い適応能力を示しています
しかも人とうまくやっていけるだけでなく
深い信頼関係を築き
それを長年にわたって維持していくことで
長年の信頼に
勝るものなし
縁
絆
信用
信頼
人生はスムーズに順調に実を結んでいきます
どんな相手に対してもきちんと自分を主張できる
同時に不要な衝突や孤立を避けることができる
NO
イヤです
ダメです
お断りします
境界線

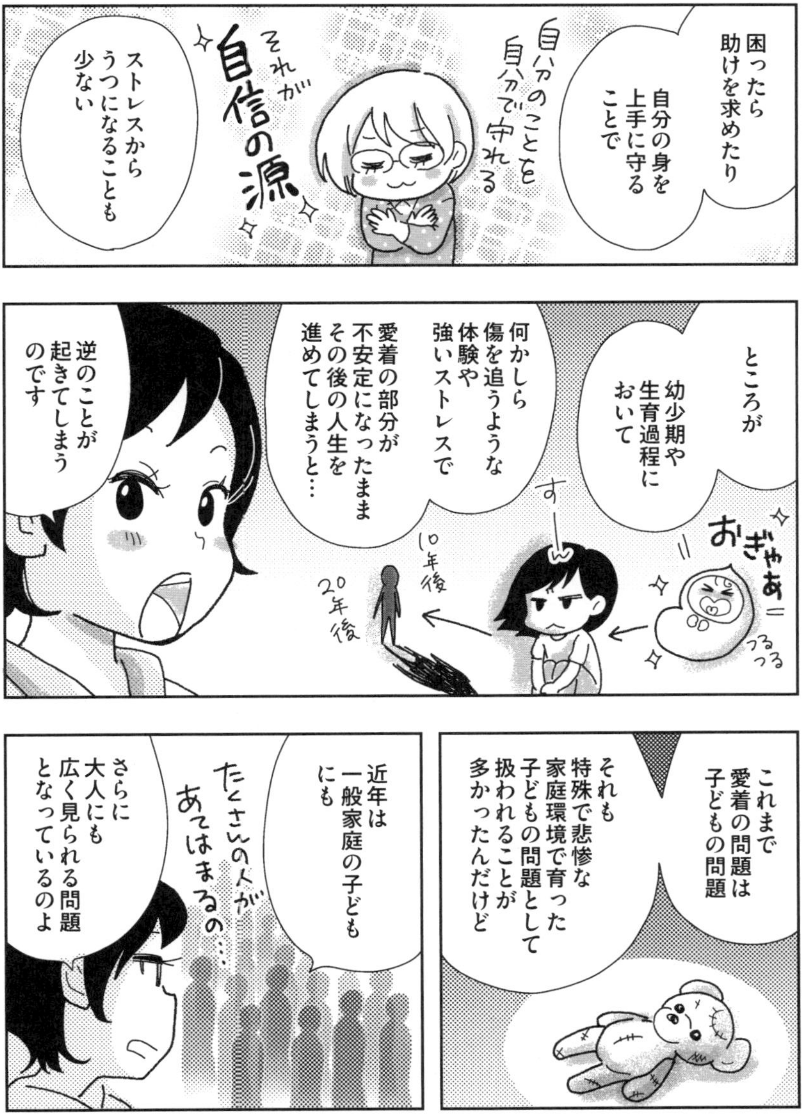
困ったら助けを求めたり
自分の身を上手に守ることで
自分のことを自分で守れる
それが自信の源
ストレスからうつになることも少ない
ところが
幼少期や生育過程において
何かしら傷を追うような体験や強いストレスで
愛着の部分が不安定になったままその後の人生を進めてしまうと…
逆のことが起きてしまうのです
おぎゃあ
つるつる
すー
10年後
20年後
これまで愛着の問題は子どもの問題
それも特殊で悲惨な家庭環境で育った子どもの問題として扱われることが多かったんだけど
近年は一般家庭の子どもにも
たくさんの人があてはまるの…
さらに大人にも広く見られる問題となっているのよ

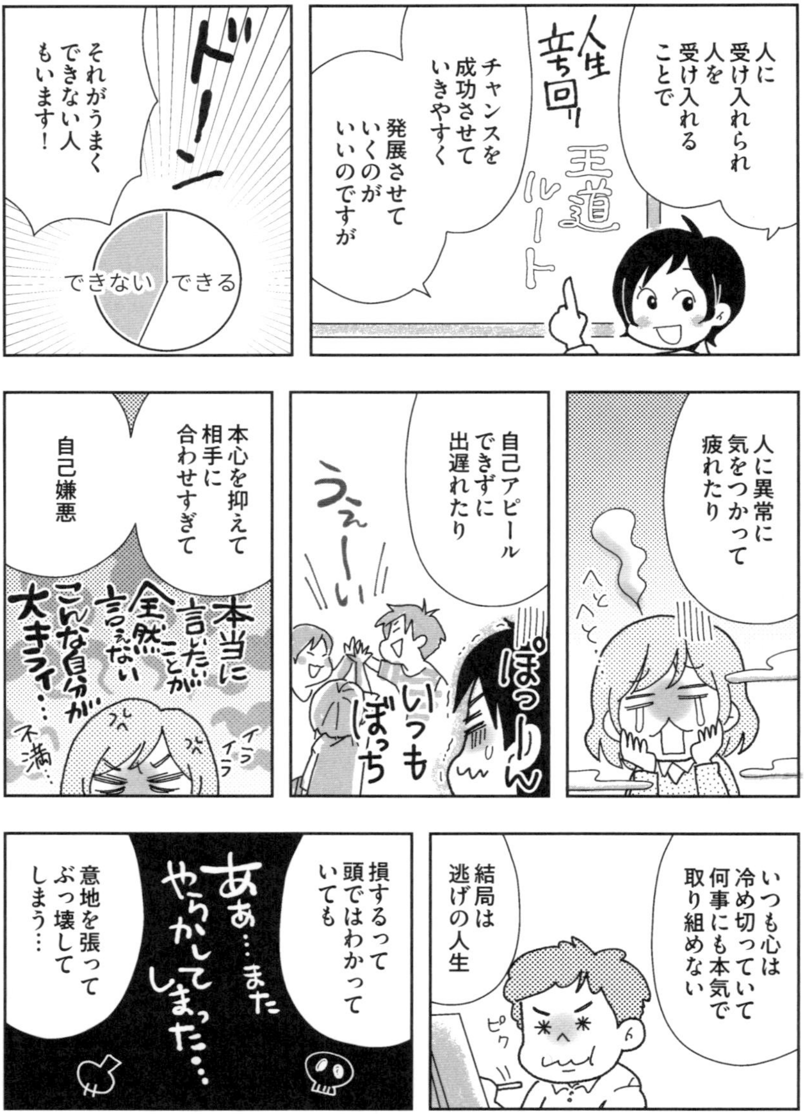
人に受け入れられ人を受け入れることで
人生立ち回り
王道ルート
チャンスを成功させていきやすく
発展させていくのがいいのですが
ドドーン
それがうまくできない人もいます！
できる
できない
人に異常に気をつかって疲れたり
へとへと…
自己アピールできずに出遅れたり
うぇーい
ぽっりん
いつもぼっち
本心を抑えて相手に合わせすぎて
自己嫌悪
本当に言いたいことが全然言えない
こんな自分が大キライ…
イライラ
不満…
いつも心は冷め切っていて何事にも本気で取り組めない
結局は逃げの人生
ピク
損するって頭ではわかっていても
意地を張ってぶっ壊してしまう…
ああ…またやらかしてしまった…

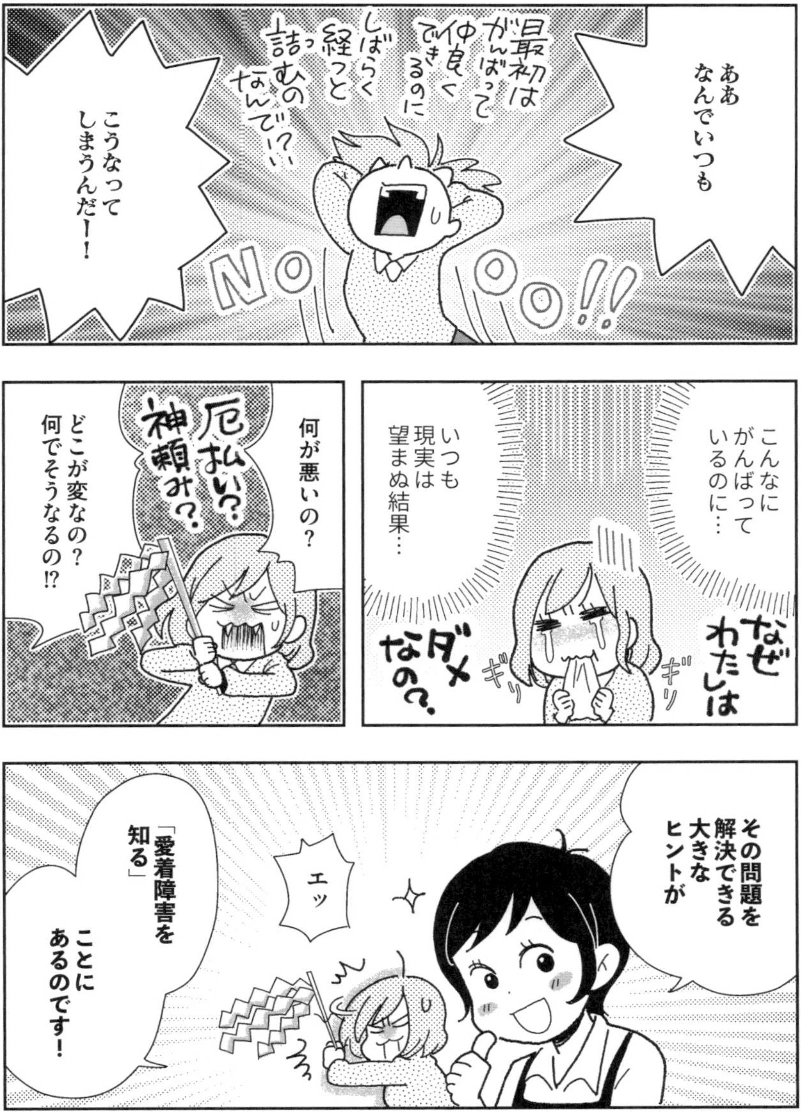
ああ
なんでいつも
最初はがんばって仲良くできるのに
しばらく経つと詰むの
なんで!?
こうなってしまうんだー!
NOoo!!
こんなにがんばっているのに…
いつも現実は望まぬ結果…
なぜわたしはダメなの?
ギリ
ギリ
何が悪いの?
厄払い?
神頼み?
どこが変なの?
何でそうなるの!?
その問題を解決できる大きなヒントが
エッ
「愛着障害を知る」
ことにあるのです!

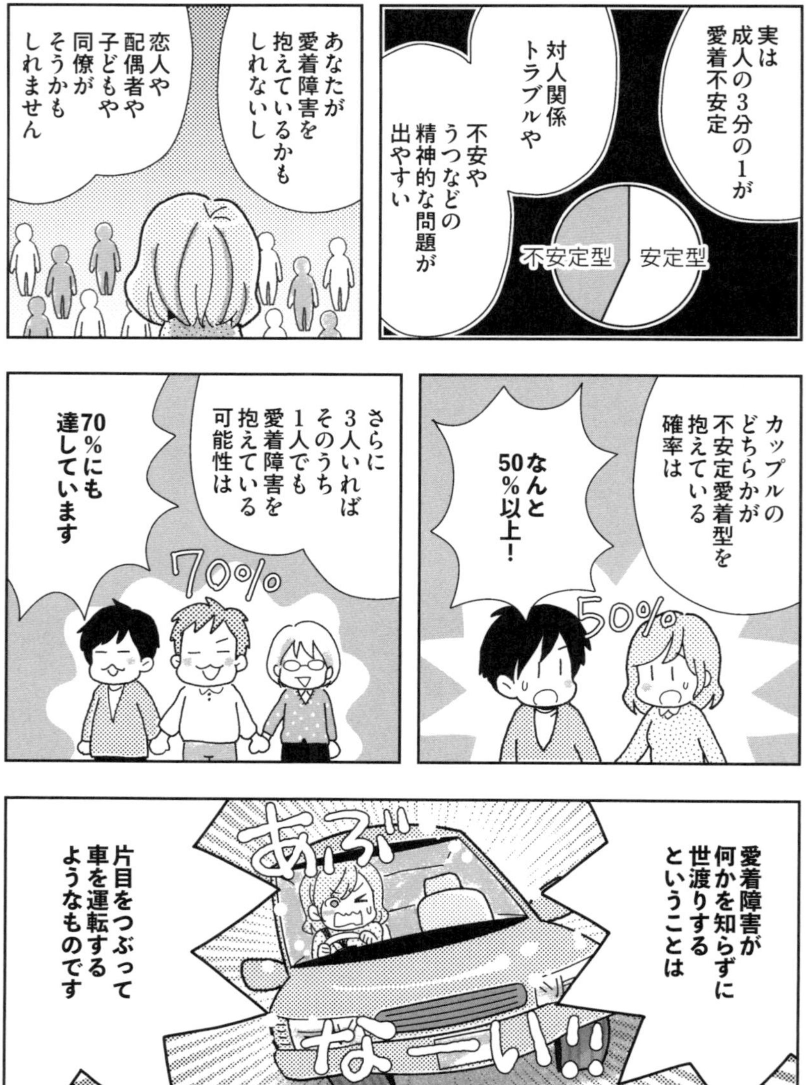

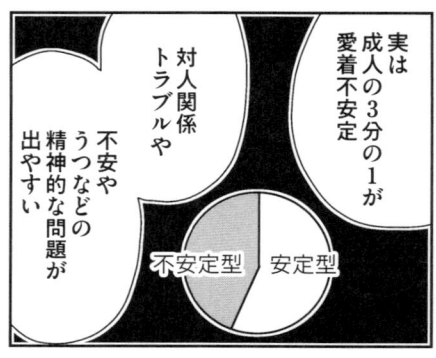

実は
成人の3分の1が
愛着不安定
対人関係トラブルや
不安やうつなどの精神的な問題が出やすい
安定型
不安定型
あなたが愛着障害を抱えているかもしれないし
恋人や配偶者や子どもや同僚がそうかもしれません
カップルのどちらかが不安定愛着型を抱えている確率は
なんと50%以上！
50%
さらに3人いればそのうち1人でも愛着障害を抱えている可能性は
70%にも達しています
70%
愛着障害が何かを知らずに世渡りするということは
片目をつぶって車を運転するようなものです
あぶ
な――い!!

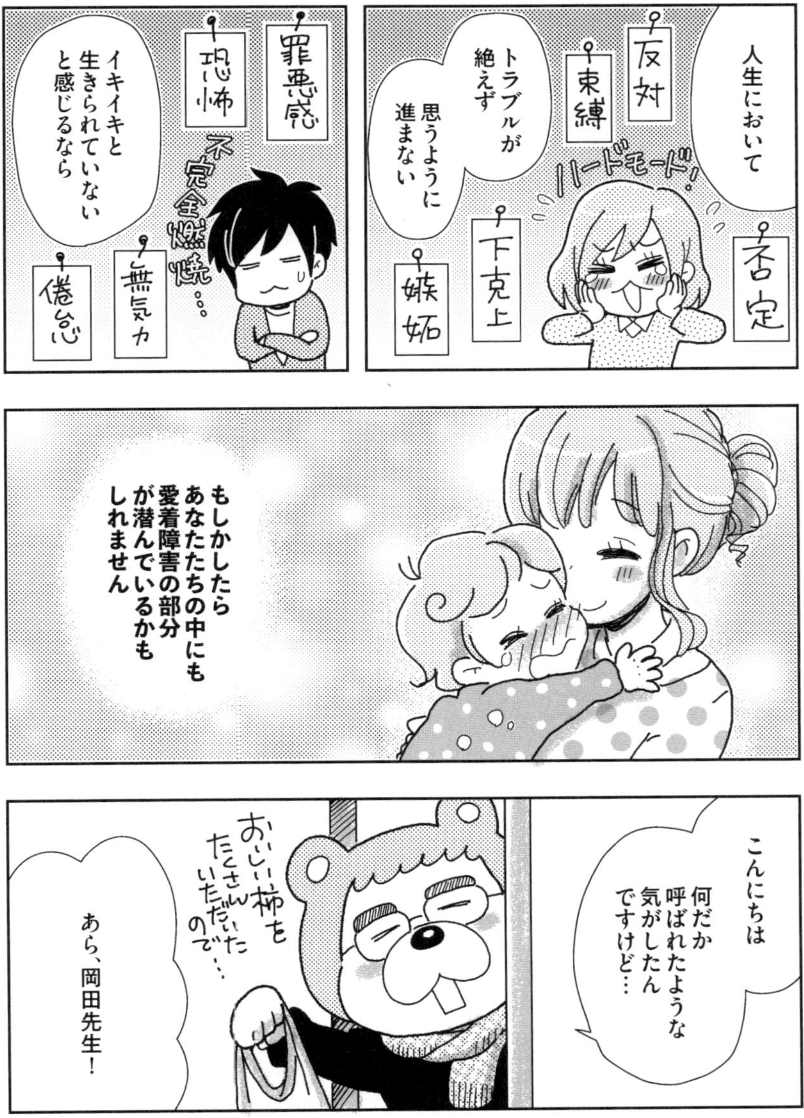

人生において
反対
束縛
否定
ハードモード!
トラブルが絶えず
思うように進まない
下克上
嫉妬
罪悪感
恐怖
イキイキと生きられていないと感じるなら
不完全燃焼…
無気力
倦怠
もしかしたらあなたたちの中にも愛着障害の部分が潜んでいるかもしれません
こんにちは
何だか呼ばれたような気がしたんですけど…
おいしい柿をたくさんいただいたので…
あら、岡田先生!

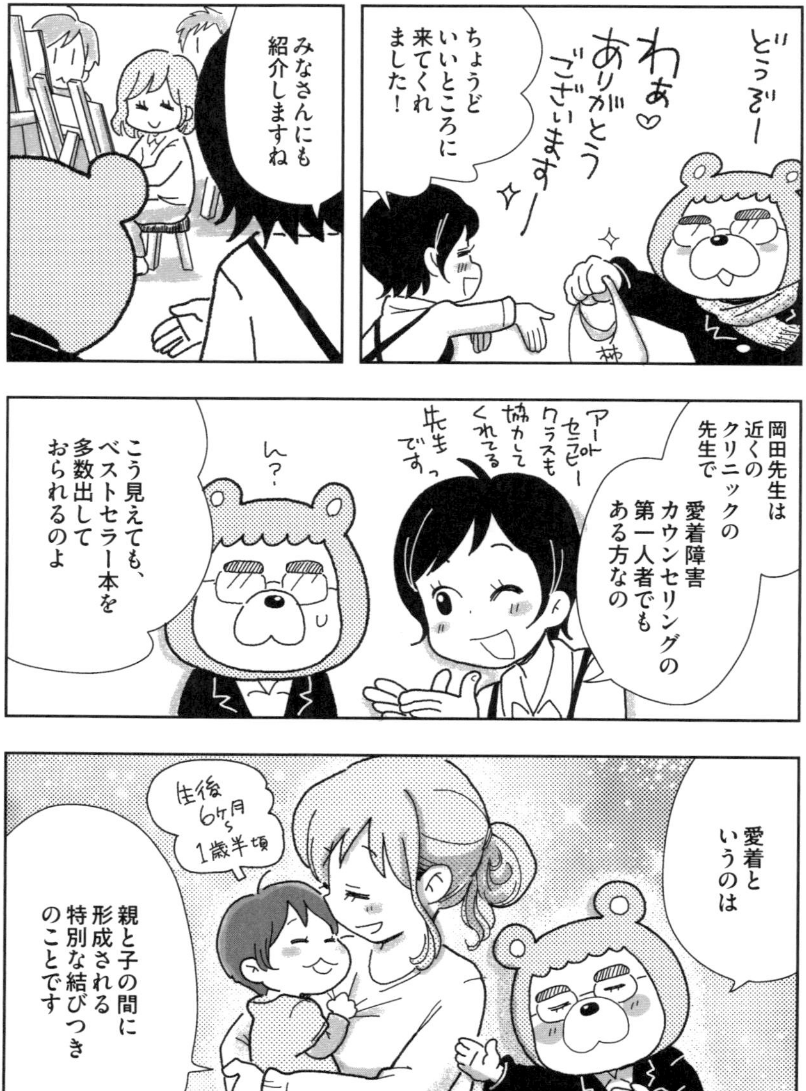
どうぞー
わあ♡ ありがとうございますー
ちょうどいいところに来てくれました！
みなさんにも紹介しますね
岡田先生は近くのクリニックの先生で
愛着障害カウンセリングの第一人者でもある方なの
アートセラピークラスも協力してくれてる先生です
ん？
こう見えても、ベストセラー本を多数出しておられるのよ
愛着というのは
生後6ヶ月～1歳半頃
親と子の間に形成される特別な結びつきのことです

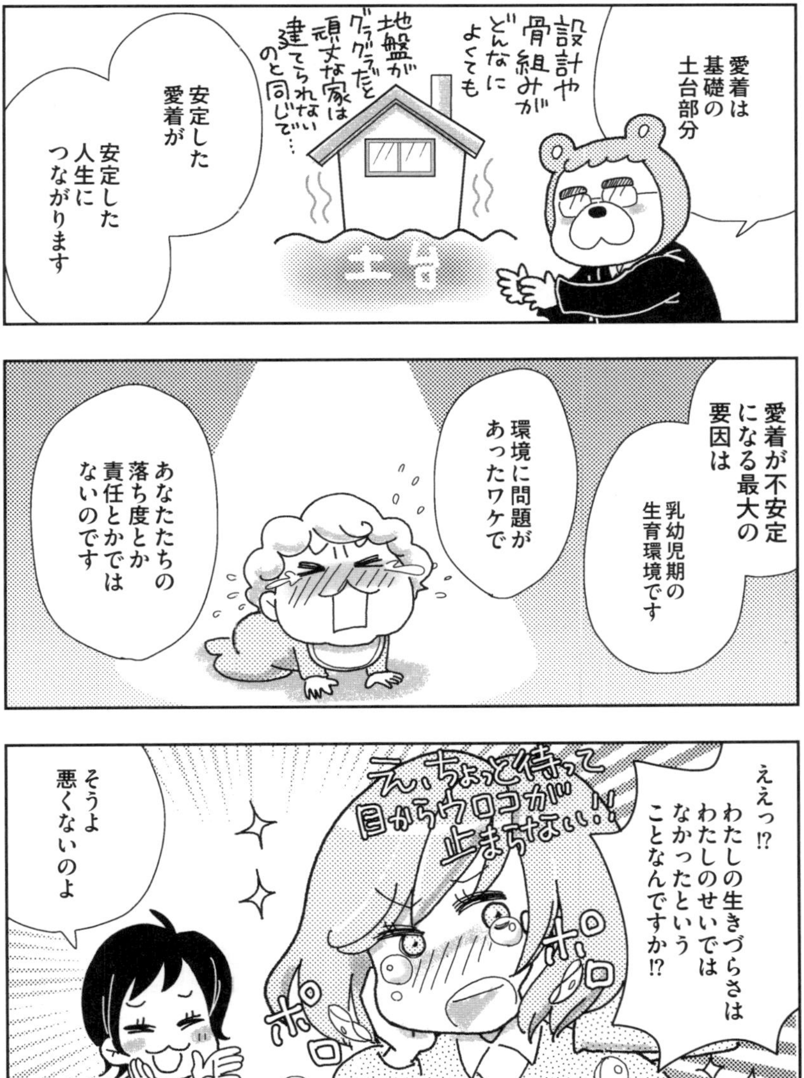
愛着は基礎の土台部分
設計や骨組みがどんなによくても
地盤がグラグラだと頑丈な家は建てられないのと同じで…
土台
安定した愛着が
安定した人生につながります
愛着が不安定になる最大の要因は
乳幼児期の生育環境です
環境に問題があったワケで
あなたたちの落ち度とか責任とかではないのです
ええっ⁉
わたしの生きづらさはわたしのせいではなかったということなんですか⁉
えっ、ちょっと待って目からウロコが止まらない!!
ポロ
ポロ
ポロ
そうよ悪くないのよ

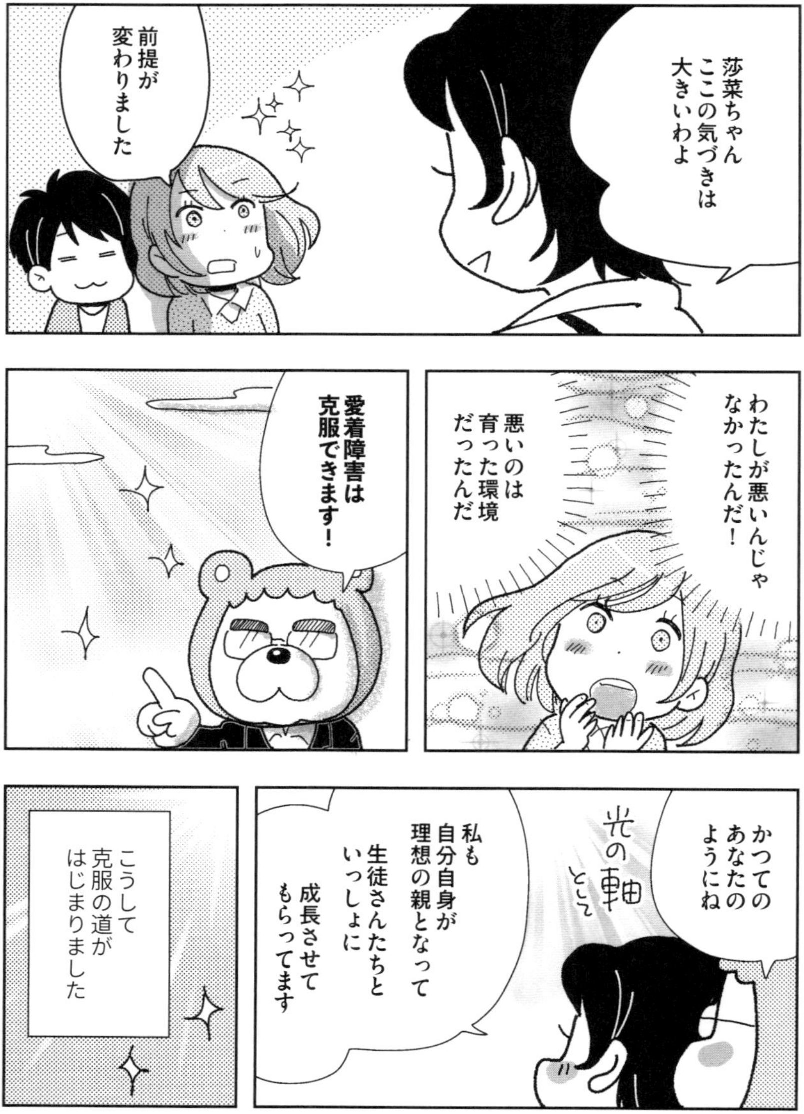
莎菜ちゃん ここの気づきは 大きいわよ
前提が 変わりました
わたしが悪いんじゃ なかったんだ!
悪いのは 育った環境 だったんだ
愛着障害は 克服できます!
かつての あなたの ようにね
光の軸として
私も 自分自身が 理想の親となって 生徒さんたちと いっしょに 成長させて もらってます
こうして 克服の道が はじまりました

鈴木《すずき》朔太郎《さくたろう》

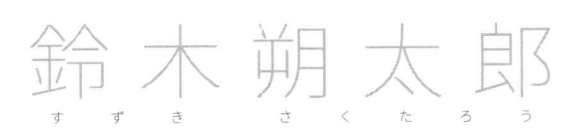

親に美大志望を反対され、大学に進学。勉強もでき、生活態度も問題ないが、無気力で消極的。デザイン事務所になんとなく就職し、画力をあげるためにアトリエに通う。親しい友人はいない。回避型。

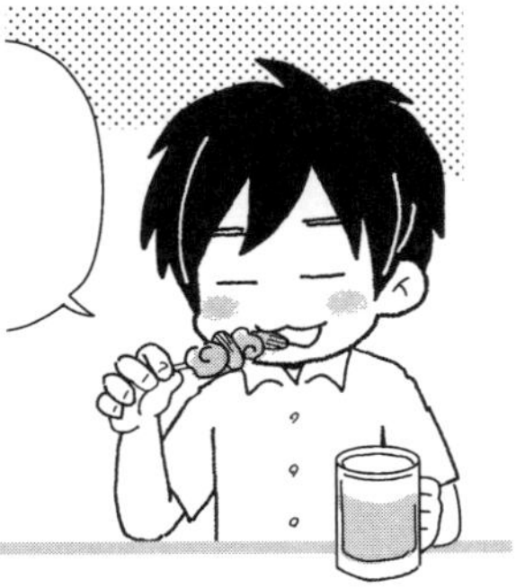

コラム2　不安定な愛着による困難さ

最初に愛着障害が見いだされたのは、第二次世界大戦後のヨーロッパで行われた戦災孤児の調査からでした。戦争で親を喪《うしな》い、施設に入れられた子どもたちが、成長不良や発達の問題を起こしたのです。

それを報告したボウルビィは、当初「母性剝奪《はくだつ》」と呼びましたが、その後、愛着という観点で現象を捉《とら》え直し、愛着の崩壊や不安定な愛着の問題として理解しました。ただ、「愛着障害」という用語が用いられるようになったのは、虐待やネグレクトの急増により、愛着の問題が再びクローズアップされるようになって以降のことです。

愛着行動は、ストレスや脅威が高まった状況で、愛着システム（愛着を担う脳内の仕組み）が活性化された結果、誘発されます。誘発のされ方は人によって大きな違いがあり、そこに、それぞれの人の愛着スタイルの特性がはっきりと示されます。**大きくは、「安定型」と「不安定型」の愛着に分けられます。**

安定型の愛着では、ストレスや脅威に対して、愛着システムが適度に活性化され、ほどよく愛着行動が増加することで、ストレスの緩和や安定が維持されます。

ところが、**不安定型の人**は、ストレスや脅威を感じても愛着行動がほとんど見られないことがあります。これは**愛着システムの不活性化**が起きていると考えられています。愛着システムができ上がるころに愛着行動を抑えたほうが生き残りに有利だった結果、愛着行動を起こさないようになったのでしょう。愛着を求めても拒絶されたり、何の反応も返ってこないうちに、最初から求めない行動スタイルを身につけたのです。

一方で、ストレスや脅威に対して、過剰なまでの愛着行動を起こす人がいます。このタイプの人は、愛着システムが過剰に活性化していて、少しでも愛着対象が離れていきそうな気配を感じただけで、強い不安を感じてしまいます。そのため大騒ぎをして、愛着対象が自分のそばにいるしかないようにするのです。愛着システムが育まれる時期に、過剰活性化戦略が自分の安全や安心を守るのに有利だった結果、このような行動スタイルを身につけたと考えられます。例えば、養育者の関心が薄く、おおげさに騒いだときだけかまってもらえたという経験がある場合です。

もっと複雑な反応が見られることもあります。ストレスや脅威が高まったときに、愛着行動とは一見正反対な行動が引き起こされるのです。ほんとうはそばにいてほしい人を拒否したり、攻撃したり、無関心を装ったり。これも愛着行動の過剰活性化戦略の一つだともいえますが、こうした逆説的な反応は、愛着の問題が深刻なケースほど強く、頻繁にみられます。求める気持ちと、逆に拒否され、傷つけられることへの不安や怒りといった相反する感情が複雑に同居する結果と考えられています。

やがて、一般の児童にも研究の対象が広がるにつれ、意外な事実が明らかになってきました。実の親のもとで育てられている子どもでも、当初考えられていたよりも高い比率で愛着の問題が認められたのです。安定型の愛着を示すのはおよそ3分の2で、残りの3分の1の子どもが不安定型の愛着を示しました。愛着障害と呼ぶほど重度ではないにしろ、愛着に問題を抱えた子どもが、かなりの割合で存在していたのです。

さらに、**成人でも3分の1もの人が不安定型の愛着をもち**、対人関係において困難を感じやすかったり、不安やうつなどの精神的な問題を抱えやすくなっています。

こうした不安定型愛着に伴って支障をきたしている状態を、虐待や親の養育放棄による「反応性愛着障害」と区別して、単に「愛着障害」と表現しています。

それにしても、3分の1もの人が不安定型愛着を示すというのは、いったいどういうことなのでしょうか。

自分自身が不安定型愛着を抱えているかもしれないし、恋人や配偶者や子どもや同僚がそうであるかもしれない。**カップルのどちらかが不安定型愛着を抱える確率は、なんと5割を超えるのです!** 3人の人がいて、そのうち一人でも不安定型愛着を抱えている可能性は、7割にも達します。

生涯で人がもつ子どもの数が減り、手厚く子どもを育ててきたはずの現代社会で愛着をベースとした問題が増え続けている実態は、効率的になった世の中がいかに愛着をないがしろにしているかを表しているように思えてなりません。

愛着障害に悩んだ有名人 2

母親には従順だが、他の女性には支配的だったビル・クリントン

夫を交通事故で亡くしたビルの母親は、看護師を目指し、1歳になるころのビルを祖父母に預けて家を出ます。その母が新しい夫を連れてビルを迎えに来ると、孫を手放したくない祖母と対立。板挟みで、ビルはさらなる愛着の傷を負います。浮気性な母と義父は毎日のように大げんかをしますが、母に対してビルは驚くほど従順でした。祖母も母親も、義父さえも愛していたビルは、人の顔色に敏感な不安定型の愛着スタイルが形成されたと考えられます。それは大学時代に義父と和解するまで続きました。

コラム｜愛着スタイルを見分けるヒント1

Q1｜ストレスが溜まったとき、人を求めますか？

不安やストレスが高まった状況では、通常、安心できる相手に相談したり、慰めてもらったりしたいと望み、それが愛着行動の増加として表れます。
ですが不安型の人は、ずっと誰かにそばにいてもらって、話をしたり体に触れていてもらわないと不安でたまりません。一方回避型の人では、愛着行動の増加はほとんど見られないどころか、むしろ減ってしまうこともあります。

Q2｜つらい体験をよく思い出しますか？

子ども時代のネガティブな体験（悲しい、腹立たしい、不安な）を思い出すように言われたとき、回避型の人は、その体験の回想に長く時間がかかる傾向にあります。
逆に不安型の人は、ネガティブな体験はすぐに思い出すことができるのに、楽しかった記憶を思い出すように言われると時間がかかる傾向があります。

Q3｜仕事ぶりは？

不安型の人は、仕事の成功・失敗を、自分が受けいれられるか拒否されるかという対人関係の問題にすり替える傾向があります。そのため仕事自体がおろそかになることも。回避型の人は、仕事上の問題よりも、同僚との軋轢《あつれき》が多く、孤立を招きやすい。同僚に対して関心が乏しかったり、協調性に欠けるためだと考えられます。

第3章

自分は不安型？ それとも回避型？

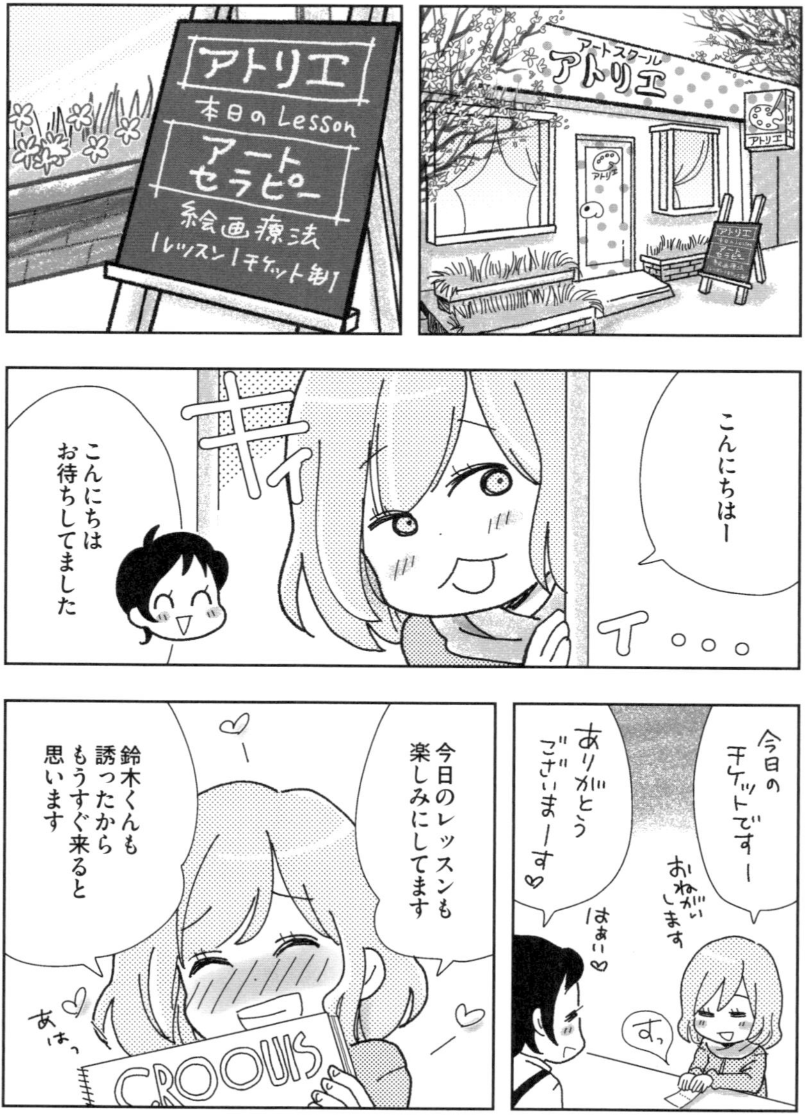
アートスクール
アトリエ
アトリエ
アトリエ
本日のLesson
アート
セラピー
絵画療法
1レッスン1チケット制
キイ…
こんにちはー
こんにちは
お待ちしてました
今日の
チケットですー
おねがいします
ありがとう
ございまーす
はぁい
すっ
今日のレッスンも
楽しみにしてます
鈴木くんも
誘ったから
もうすぐ来ると
思います
あはっ
CROOUIS

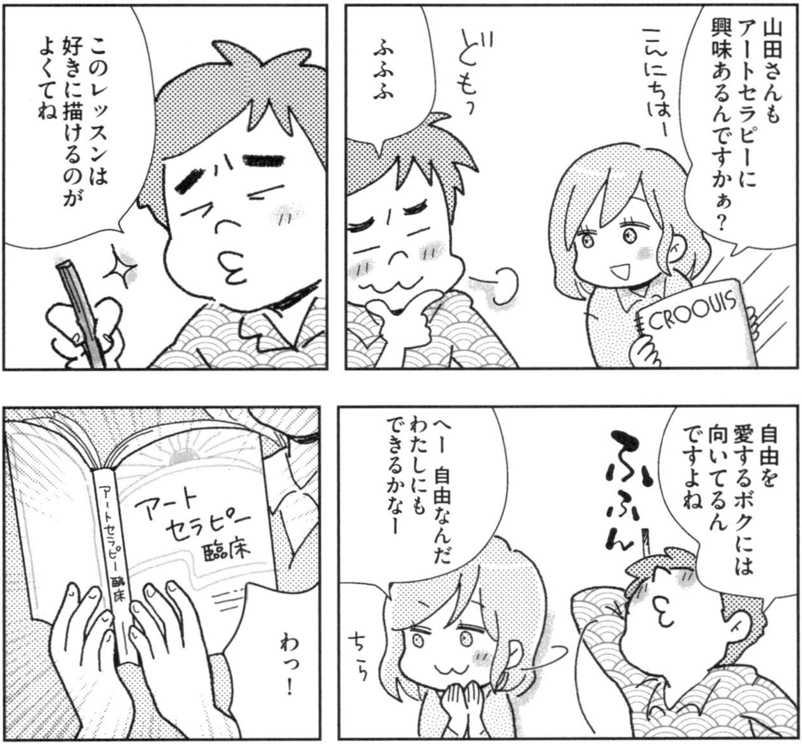
山田さんも アートセラピーに 興味あるんですかぁ?
こんにちはー
CROQUIS
どもっ
ふふふ
このレッスンは 好きに描けるのが よくてね
自由を 愛するボクには 向いてるん ですよね
ふふん
へー 自由なんだ わたしにも できるかなー
ちら
アートセラピー臨床
わっ!
何読んでるの?
アート セラピー の本よ
資格を取るために ここに通っているの
へぇ すごい ちゃんと 目標があって 通っているんだ
わたしなんて まだ自分のことも わからないのに…

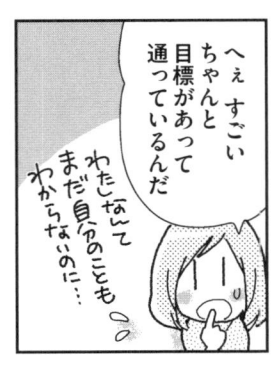

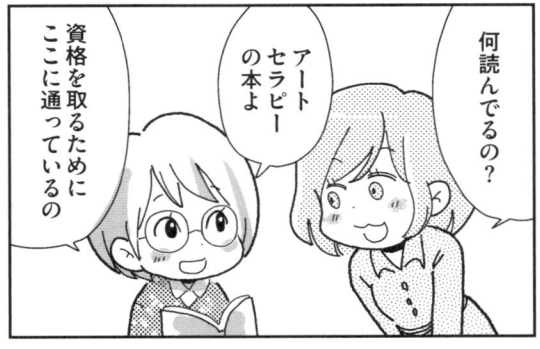

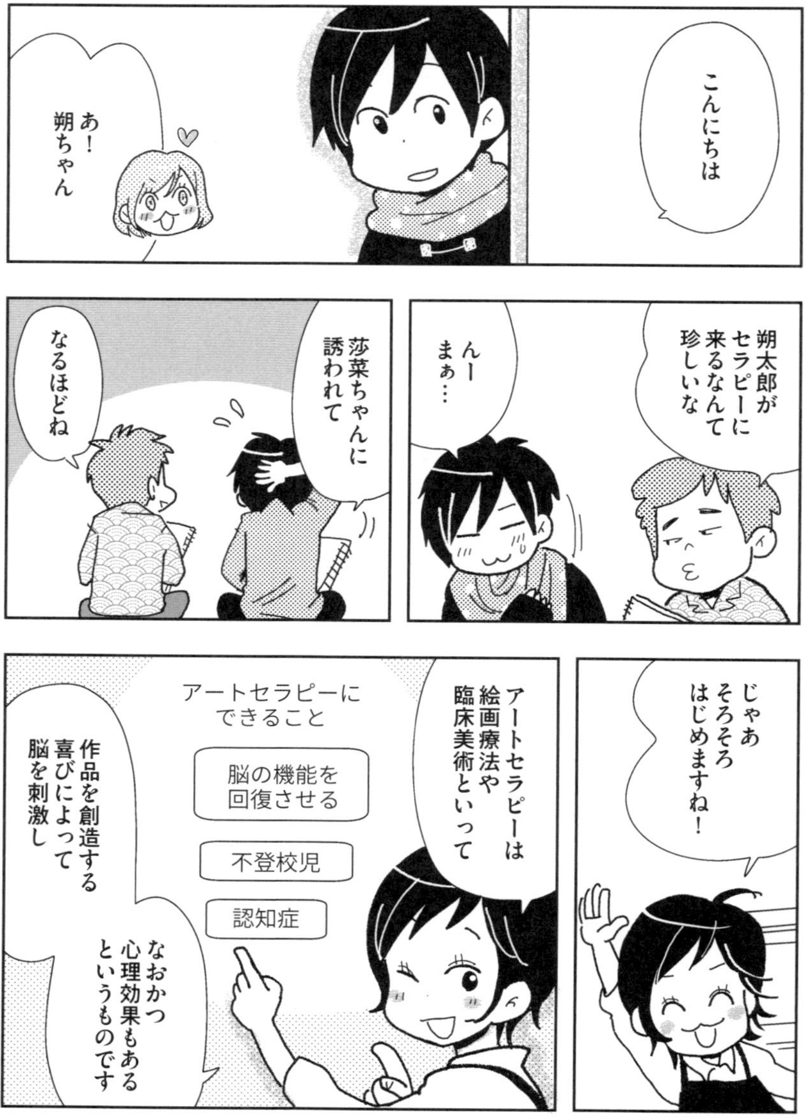
こんにちは
あ！朔ちゃん
朔太郎がセラピーに来るなんて珍しいな
んーまぁ…
莎菜ちゃんに誘われて
なるほどね
じゃぁそろそろはじめますね！
アートセラピーは絵画療法や臨床美術といって
アートセラピーにできること
脳の機能を回復させる
不登校児
認知症
作品を創造する喜びによって脳を刺激し
なおかつ心理効果もあるというものです

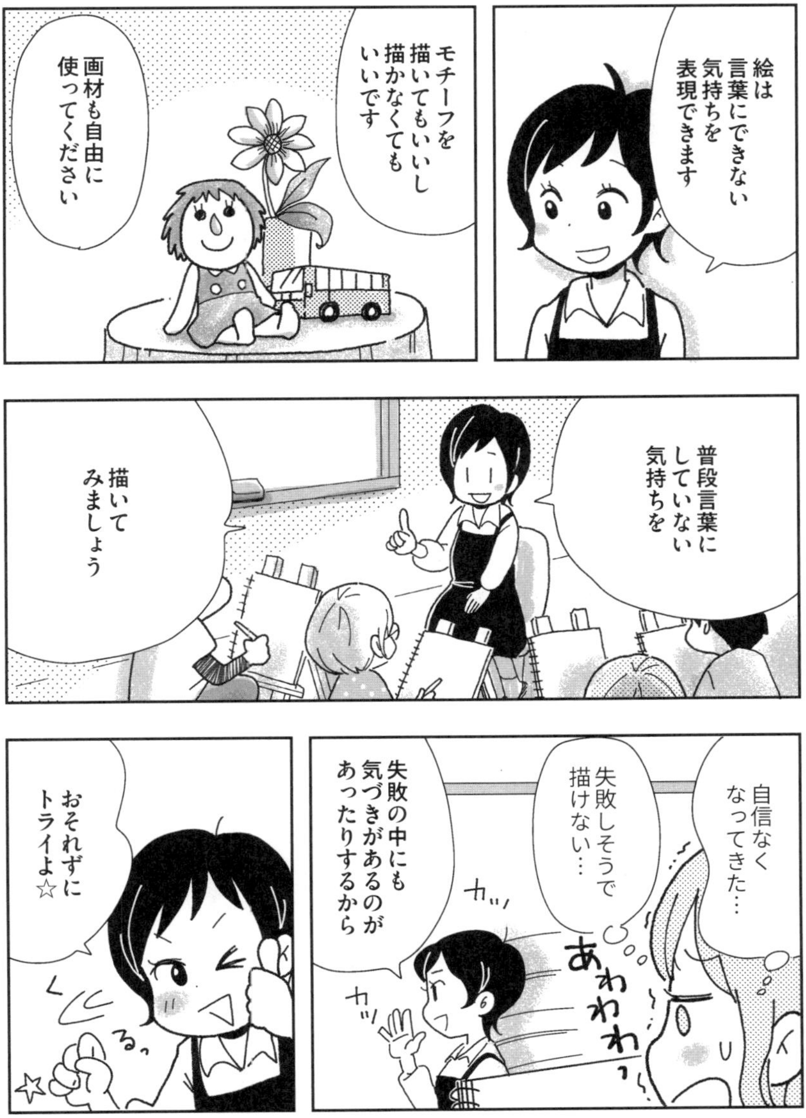
絵は言葉にできない気持ちを表現できます
モチーフを描いてもいいし描かなくてもいいです
画材も自由に使ってください
普段言葉にしていない気持ちを
描いてみましょう
自信なくなってきた…
失敗しそうで描けない…
あわわわっ
失敗の中にも気づきがあるのがあったりするから
カッ
カッ
おそれずにトライよ☆
くるっ

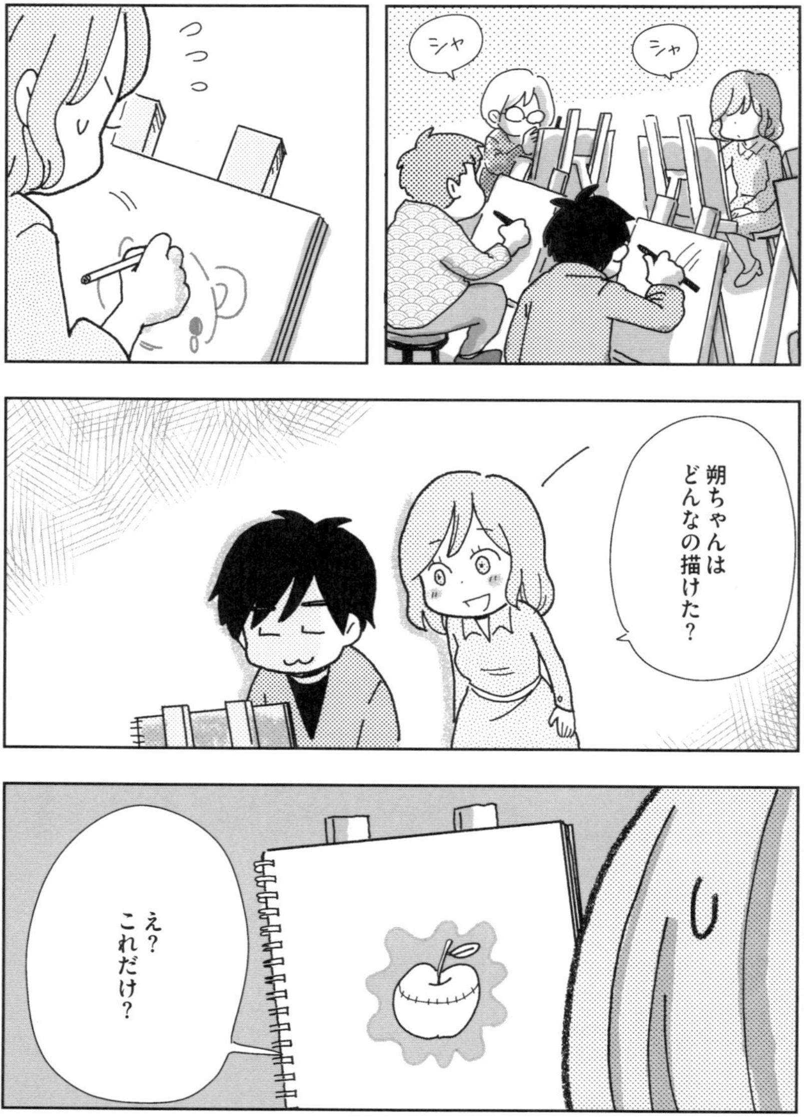
シャ
シャ
朔ちゃんは
どんなの描けた？
え？
これだけ？

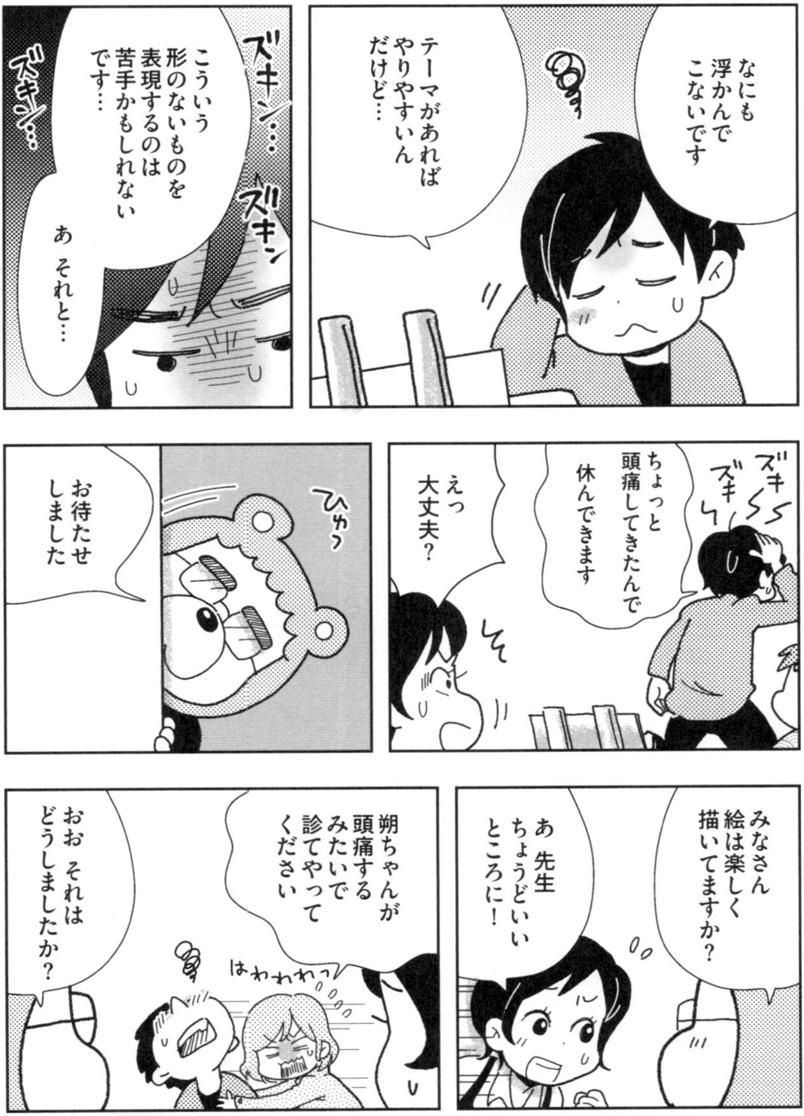
なにも浮かんでこないです
テーマがあればやりやすいんだけど…
ズキン…
ズキン
こういう形のないものを表現するのは苦手かもしれないです…
あ それと…
ズキン…
ズキズキ
ちょっと頭痛してきたんで休んできます
えっ大丈夫？
お待たせしました
みなさん絵は楽しく描いてますか？
あ 先生ちょうどいいところに！
朔ちゃんが頭痛するみたいで診てやってください
はわわわっ
おお それはどうしましたか？

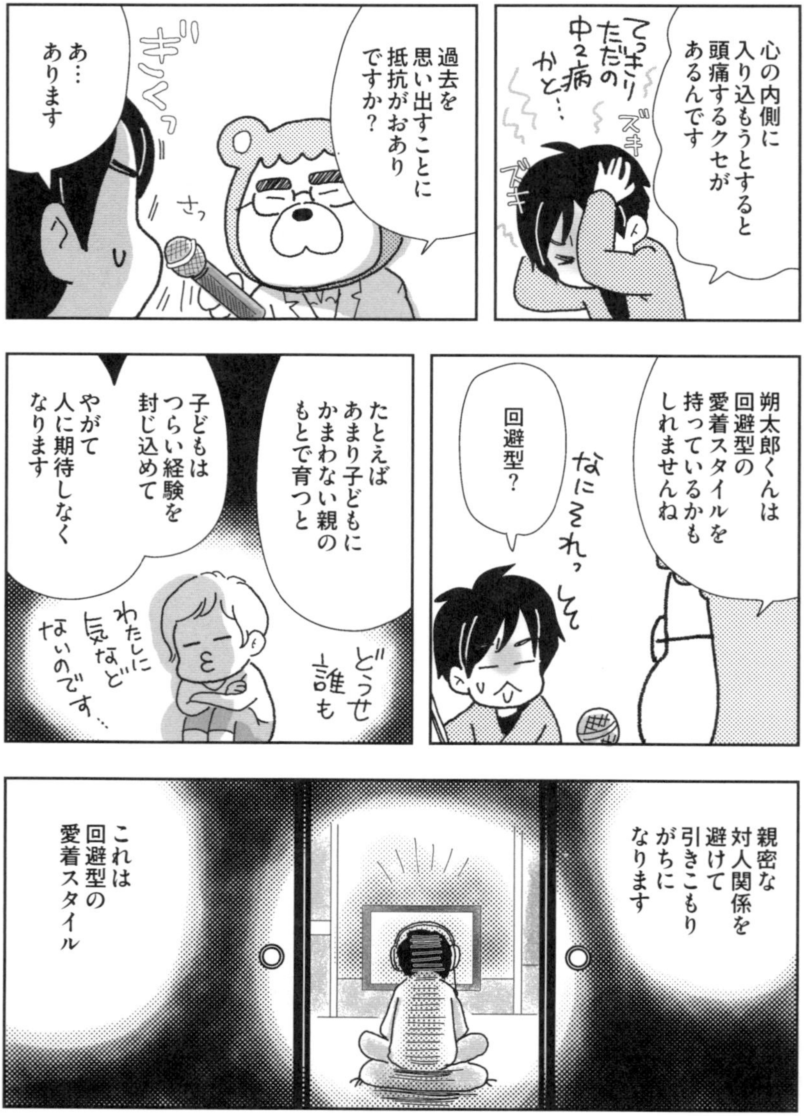
心の内側に入り込もうとすると頭痛するクセがあるんです
てっきりただの中2病かと…
ズキ
ズキ
過去を思い出すことに抵抗がおありですか？
さっ
ギクっ
あ…あります
朔太郎くんは回避型の愛着スタイルを持っているかもしれませんね
回避型？
なにそれっ
たとえばあまり子どもにかまわない親のもとで育つと
子どもはつらい経験を封じ込めてやがて人に期待しなくなります
どうせ誰もわたしに気などないのです…
親密な対人関係を避けて引きこもりがちになります
これは回避型の愛着スタイル

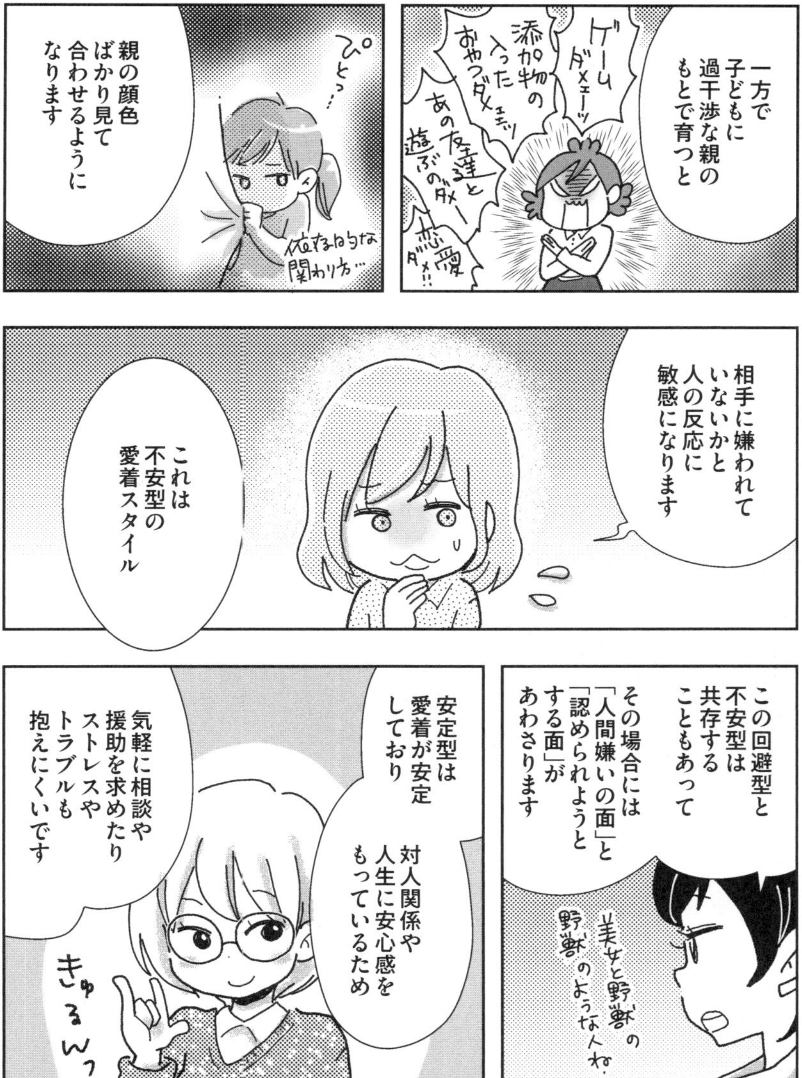
一方で子どもに過干渉な親のもとで育つと
ゲームダメェーッ
添加物の入ったおやつダメェーッ
あの友達と遊ぶのダメー
恋愛ダメ!!
親の顔色ばかり見て合わせるようになります
ぴとっ…
依存的な関わり方…
相手に嫌われていないかと人の反応に敏感になります
これは不安型の愛着スタイル
この回避型と不安型は共存することもあって
その場合には「人間嫌いの面」と「認められようとする面」があわさります
美女と野獣の野獣のような人ね…
安定型は愛着が安定しており
対人関係や人生に安心感をもっているため
気軽に相談や援助を求めたりストレスやトラブルも抱えにくいです
きゅるんっ

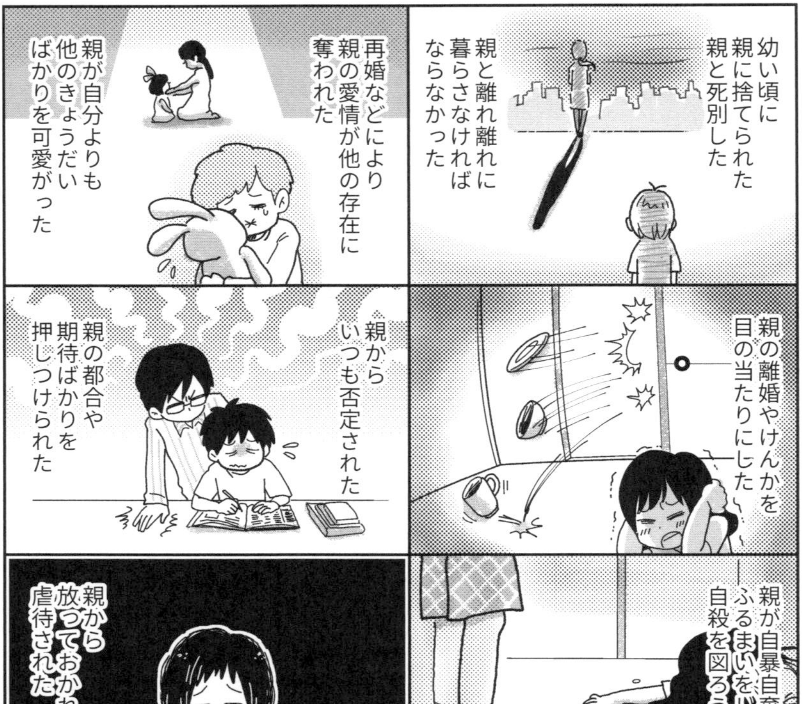

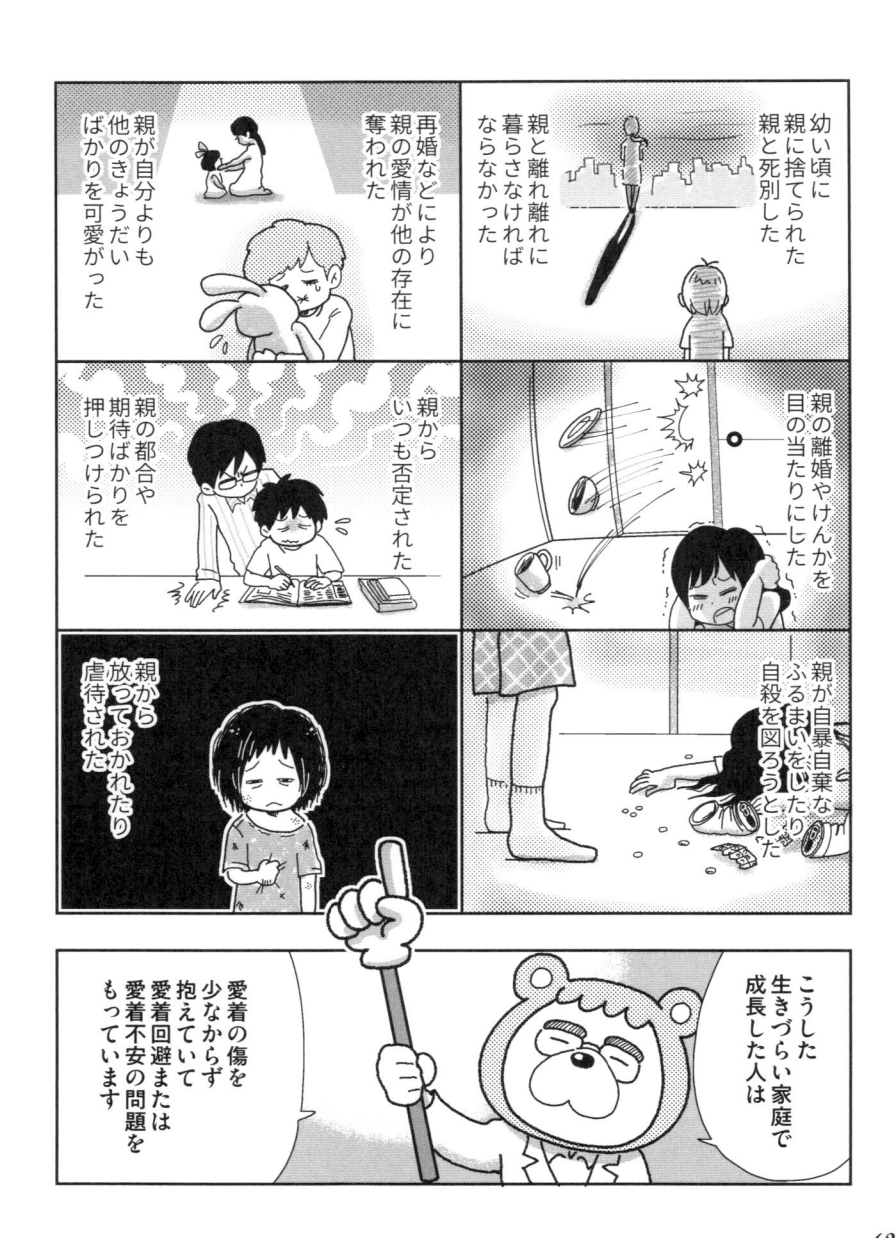

幼い頃に親に捨てられた親と死別した
親と離れ離れに暮らさなければならなかった
再婚などにより親の愛情が他の存在に奪われた
親が自分よりも他のきょうだいばかりを可愛がった
親の離婚やけんかを目の当たりにした
親からいつも否定された
親の都合や期待ばかりを押しつけられた
親が自暴自棄なふるまいをしたり自殺を図ろうとした
親から放っておかれたり虐待された
こうした生きづらい家庭で成長した人は
愛着の傷を少なからず抱えていて愛着回避または愛着不安の問題をもっています

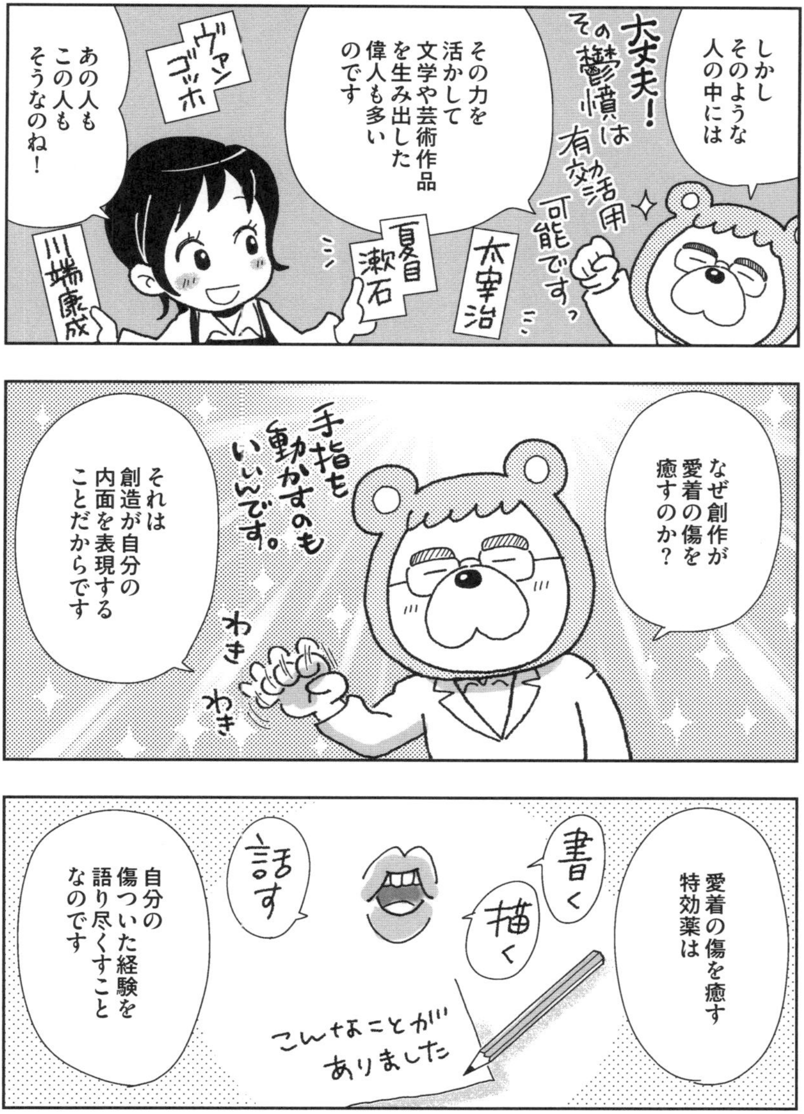
しかし
そのような
人の中には
大丈夫！
その鬱憤は
有効活用
可能です
その力を
活かして
文学や芸術作品
を生み出した
偉人も多い
のです
太宰治
夏目漱石
ヴァンゴッホ
川端康成
あの人も
この人も
そうなのね！
なぜ創作が
愛着の傷を
癒すのか？
手指を
動かすのも
いいんです。
わき
わき
それは
創造が自分の
内面を表現する
ことだからです
愛着の傷を癒す
特効薬は
書く
描く
話す
こんなことが
ありました
自分の
傷ついた経験を
語り尽くすこと
なのです

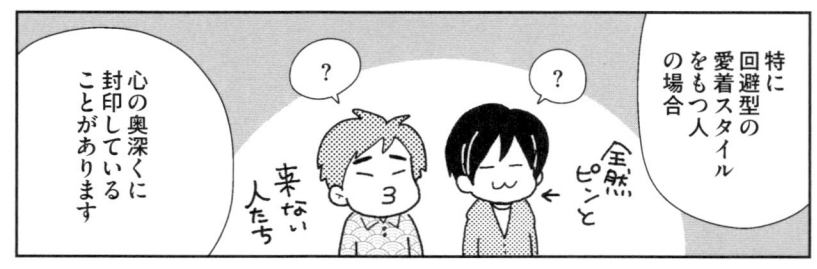

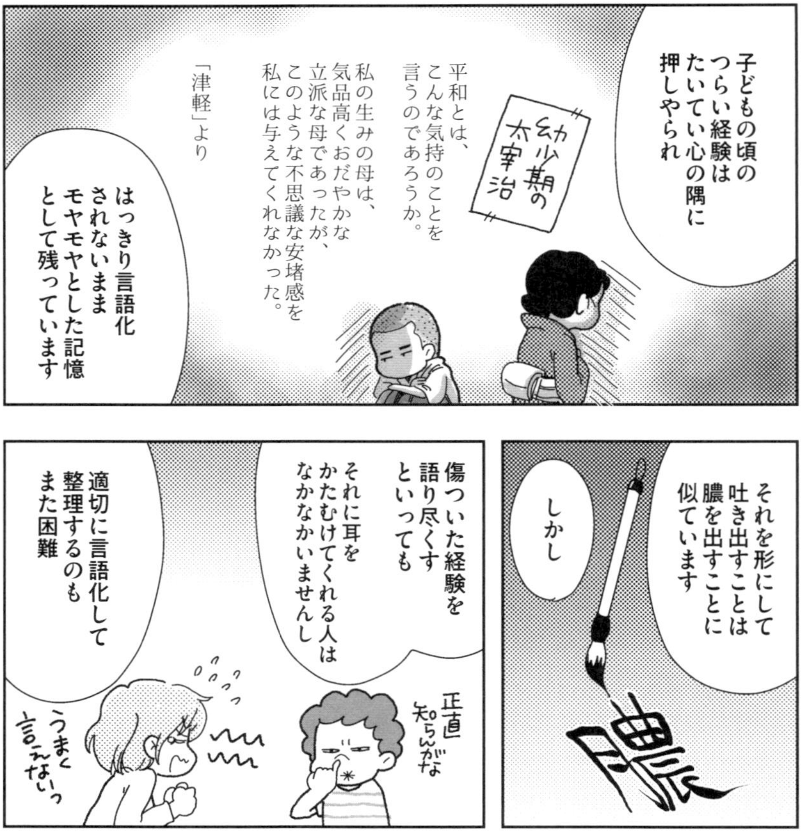
子どもの頃の
つらい経験は
たいてい心の隅に
押しやられ
幼少期の太宰治
平和とは、
こんな気持のことを
言うのであろうか。
私の生みの母は、
気品高くおだやかな
立派な母であったが、
このような不思議な安堵感を
私には与えてくれなかった。
「津軽」より
はっきり言語化
されないまま
モヤモヤとした記憶
として残っています
それを形にして
吐き出すことは
膿を出すことに
似ています
膿
しかし
傷ついた経験を
語り尽くす
といっても
それに耳を
かたむけてくれる人は
なかなかいませんし
正直
知らんがな
適切に言語化して
整理するのも
また困難
うまく
言えないっ
特に
回避型の
愛着スタイル
をもつ人
の場合
?
?
全然
ピンと
来ない
人たち
心の奥深くに
封印している
ことがあります

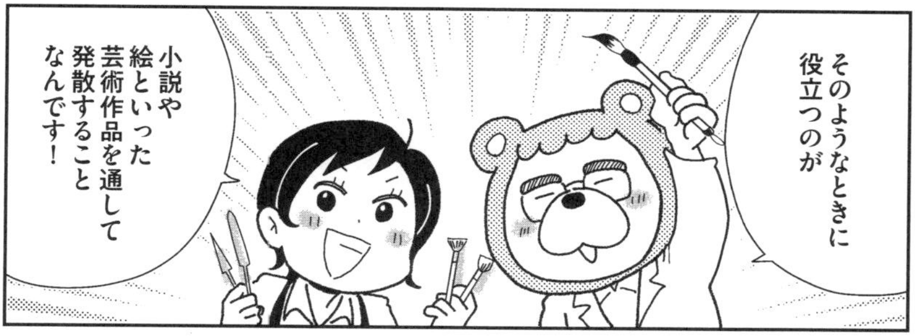
そのようなときに役立つのが
小説や絵といった芸術作品を通して発散することなんです！

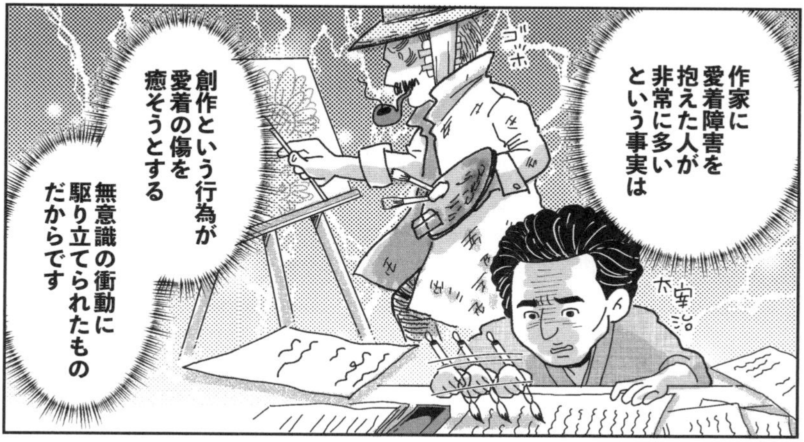
作家に愛着障害を抱えた人が非常に多いという事実は
ゴッホ
創作という行為が愛着の傷を癒そうとする
無意識の衝動に駆り立てられたものだからです
太宰治

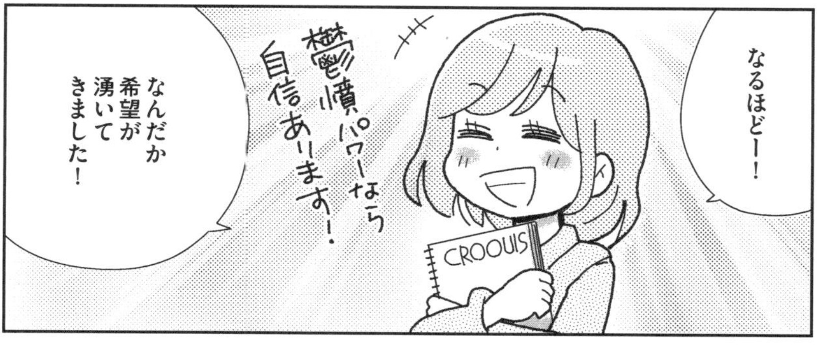
なるほどー！
鬱憤パワーなら自信あります！
CROQUIS
なんだか希望が湧いてきました！

コラム3　子ども時代を引きずる人々

コラム①でお話ししたように、**対人関係の傾向を支配しているのが「愛着スタイル」**と考えられています。愛着は特別な子どもの問題を超えて、一般の子どもや大人にも広くあてはまる問題であることが明らかになっています。愛着障害は、現代人が抱えているさまざまな問題に関わっているばかりか、一見問題なく暮らしている人においても、その対人関係や生き方の特性を支配しているのです。

幼いころの「愛着スタイル」はまだ完全に確立したものではなく、相手によって愛着の表現が異なることも多いし、養育者が変わったり、同じ養育者でも子どもへの接し方が変わることでも変化します。そのため、この時期の愛着の傾向は「愛着パターン」と呼び、「愛着スタイル」とは区別しています。

両親と愛着関係をもつことができれば、安定した愛着スタイルが育まれやすいのです。しかし、親との愛着が不安定な場合でも、それ以外の大人や年長者、仲間に対する愛着によって補われることで、安定した愛着スタイルが育つこともあります。ただ、昨今のように人間関係が希薄になってくると、親以外との社会的な結びつきが乏《とぼ》しくなり、親との愛着がうまくいかないときに他の人で補われにくくなります。

親をはじめ、子どもにとって重要な他者との間で愛着パターンが積み重ねられていくうち、十代の半ばごろから、その人固有の愛着パターンが次第に明確になります。やがて成人するころまでに、愛着スタイルとして確立されていきます。

コラム②で愛着スタイルは大きく**「安定型」**と**「不安定型」**に分けられるとご説明しました。「不安定型」には、さらに**不安型と回避型**があります。整理すると、**大人の愛着スタイルは、①安定型（自律型）、②不安型（とらわれ型）、③回避型（愛着軽視型）に分けられる**ことになります。今後は、この分け方に沿ってご説明していきます。

愛着スタイルは恒常性を持ち、とりわけ幼いころに身につけたものは、7割程度の人で生涯にわたり持続します。生まれもった遺伝的天性とともに、ある意味、第二の天性としてその人に刻み込まれるのです。それが後天的な環境の産物であることを考えると、いかに重要かがわかるでしょう。遺伝的天性を変えることはできないにしても、愛着という後天的天性を守ることはできるからです。

養育環境の問題にはさまざまなタイプがありますが、もっとも早くから知られていたのは、親の不在です。愛着の形成には「臨界期《りんかいき》」と呼ばれる敏感な時期があり、その時期に母親を奪われると深刻な障害が残りやすいのです。

愛着形成の臨界期は生後半年から1歳半の期間とされますが、最近の研究では、生まれた直後から半年までの間にも、すでに愛着形成が始まっていて、早期に母親から離された場合、社会性の発達などに影響があることが認められています。さらに、2〜3歳で無理やり母親から離されると、愛着に傷が残り、母子分離不安（子どもが母親から離れる際に感じる不安）が強く尾を引きやすくなります。愛着形成が完了しない時期に母親から離された子どもは、愛着自体が乏しい「脱愛着」傾向を抱えやすく、母子分離不安の高まった時期に母親を喪《うしな》うと「見捨てられ不安」や抑うつが強まりやすいのです。

養育者の不在とともに、愛着障害の原因として重要なのは、養育者の度重なる交代です。養育者の不在を補おうとして臨時の養育者が現れたのちに、元の養育者の元へ戻されるケースも多いのですが、離れている期間が長すぎると、もはや臨時とは言えず、臨時の育ての親が愛着対象となることも起こります。その結果、子どもに二重の対象喪失を味わわせることになり、愛着にさらに傷をつけることになってしまいます。たらいまわしは最も好ましくなく、誰に対しても信頼や愛情を抱きにくい人間にしてしまう危険があるのです。

しかし愛着障害を克服しようとして、芸術作品を生み出した人も多くいます。幼少期に両親を、次いで少年時代に養育者だった祖父を喪った川端康成、誕生後まもなく母を亡くしたジャン＝ジャック・ルソー、溺愛してくれた乳母と引き離された太宰治、両親の諍《いさか》いの中で育ったミヒャエル・エンデ、母親との間に激しい葛藤《かっとう》を抱えていたアーネスト・ヘミングウェイなど、いずれも素晴らしい芸術作品を生み出しています。

愛着障害に悩んだ有名人 3

愛着障害を表現の源とした夏目漱石

夏目漱石は、養育者の間をたらい回しにされ、何度も見捨てられ感を味わいました。母親が年を取ってからできた子だったため、幼くして里子に出され、養父母から溺愛されたものの、養父の女性問題により10歳のころ実家に戻ります。はじめは年の離れた実の両親を祖父母だと思いこんでいました。しかも実父からは厄介者扱いされ、回避型ベースで不安も強い「恐れ／回避型」の愛着スタイルを強めていったのです。しかし漱石は後年、「書く」という行為で愛着の傷を癒すことができました。

茜《あかね》さん

アートスクールのオーナー。完璧主義の母親、子育てに無関心な父親の影響で、かつては恐れ・回避型の愛着スタイルに。現在の夫と出会い、愛着障害を克服した今では、充実した毎日を送る。

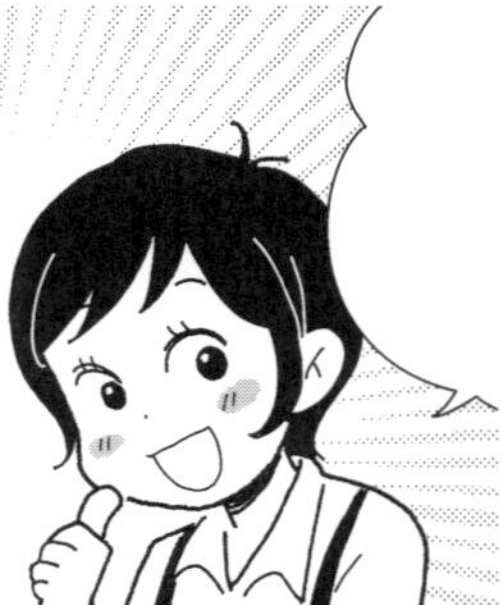

第4章

目指すは安定型！

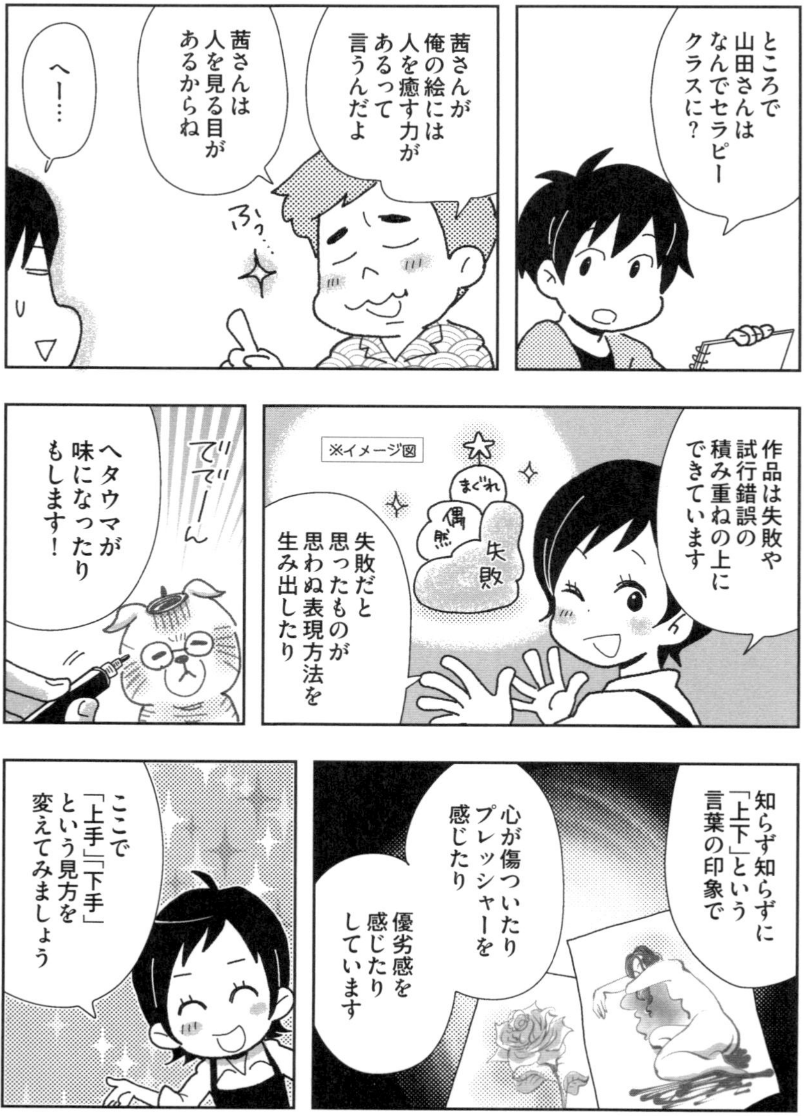
ところで山田さんはなんでセラピークラスに？
茜さんが俺の絵には人を癒す力があるって言うんだよ
ふっ…
茜さんは人を見る目があるからね
へー…
作品は失敗や試行錯誤の積み重ねの上にできています
※イメージ図
まぐれ
偶然
失敗
失敗だと思ったものが思わぬ表現方法を生み出したり
ててーん
ヘタウマが味になったりもします！
知らず知らずに「上下」という言葉の印象で
心が傷ついたりプレッシャーを感じたり
優劣感を感じたりしています
ここで「上手」「下手」という見方を変えてみましょう

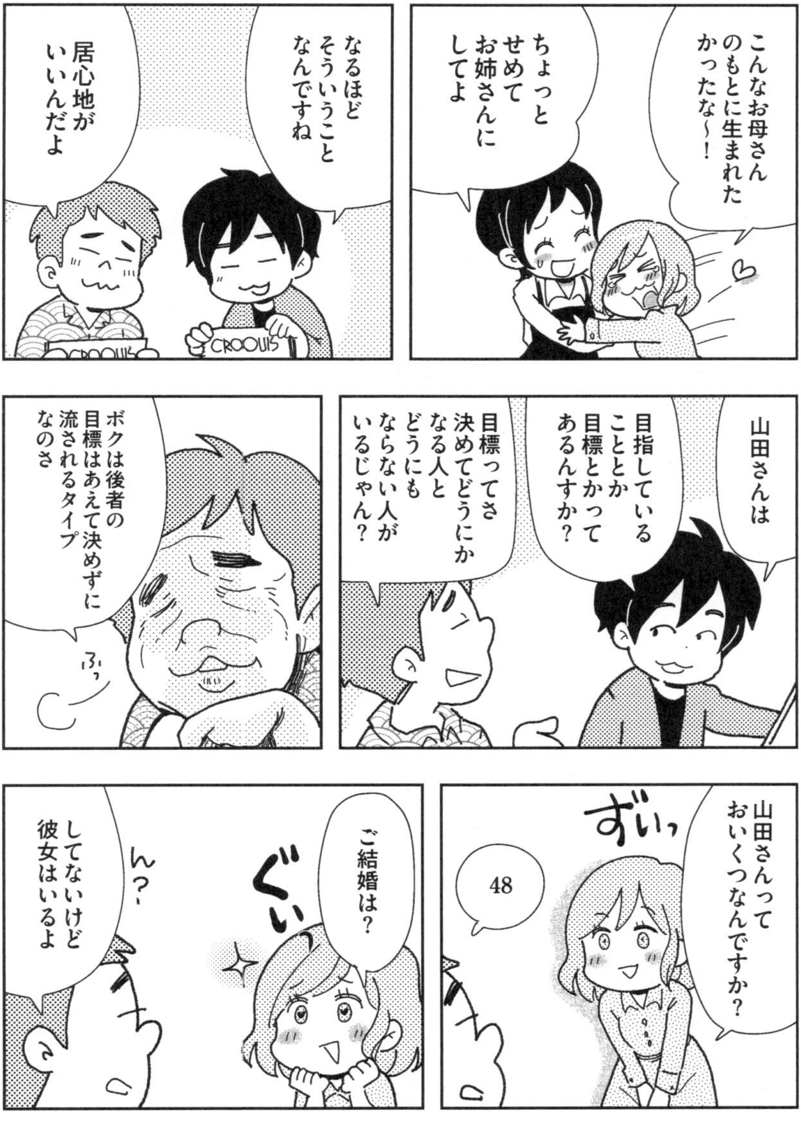
こんなお母さんのもとに生まれたかったな〜!
ちょっとせめてお姉さんにしてよ
なるほどそういうことなんですね
CROQUIS
居心地がいいんだよ
山田さんは
目指していることとか目標とかってあるんすか?
目標ってさ決めてどうにかなる人とどうにもならない人がいるじゃん?
ボクは後者の目標はあえて決めずに流されるタイプなのさ
ふっ
ずいっ
山田さんっておいくつなんですか?
48
ご結婚は?
ぐい
ん?
してないけど彼女はいるよ

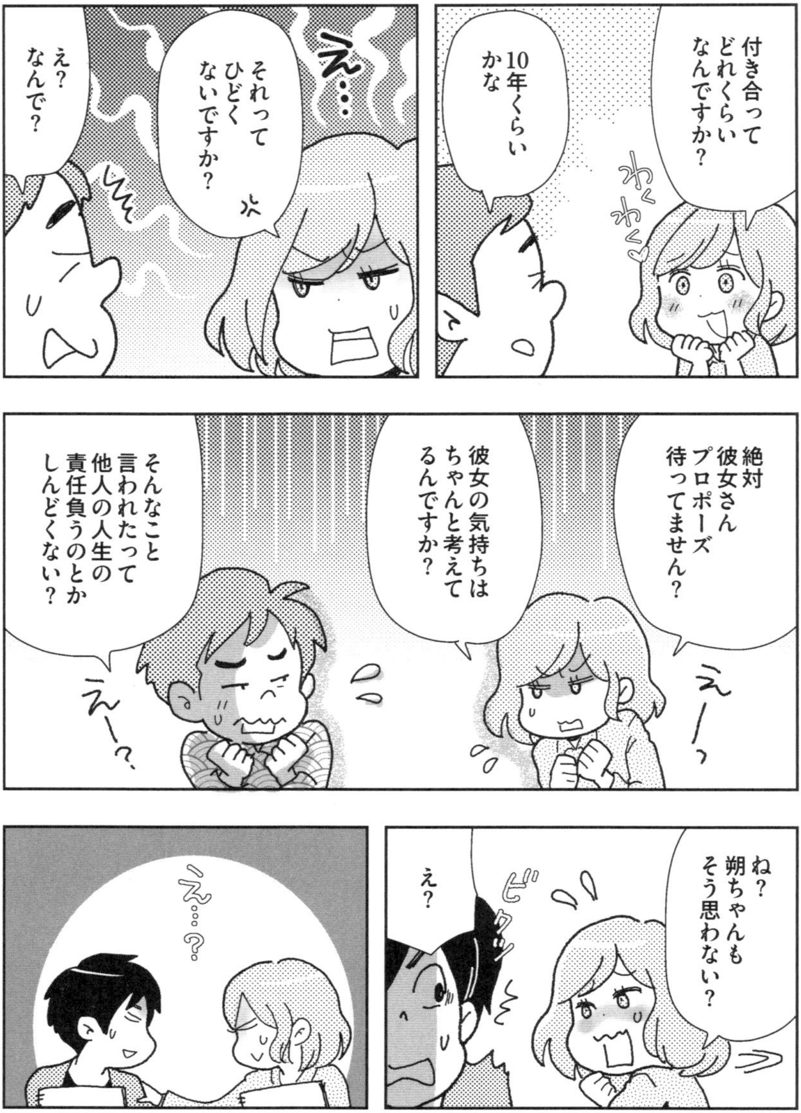
付き合ってどれくらいなんですか？
わくわく
10年くらいかな
え…
それってひどくないですか？
え？なんで？
絶対彼女さんプロポーズ待ってません？
えー
彼女の気持ちはちゃんと考えてるんですか？
そんなこと言われたって他人の人生の責任負うのとかしんどくない？
えー？
ね？朔ちゃんもそう思わない？
ビクッ
え？
え…？

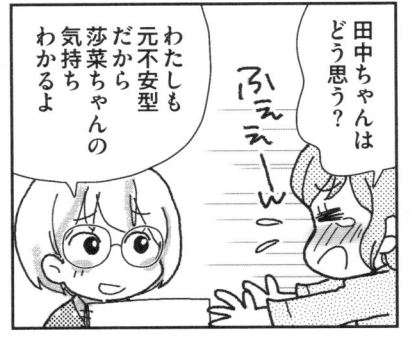

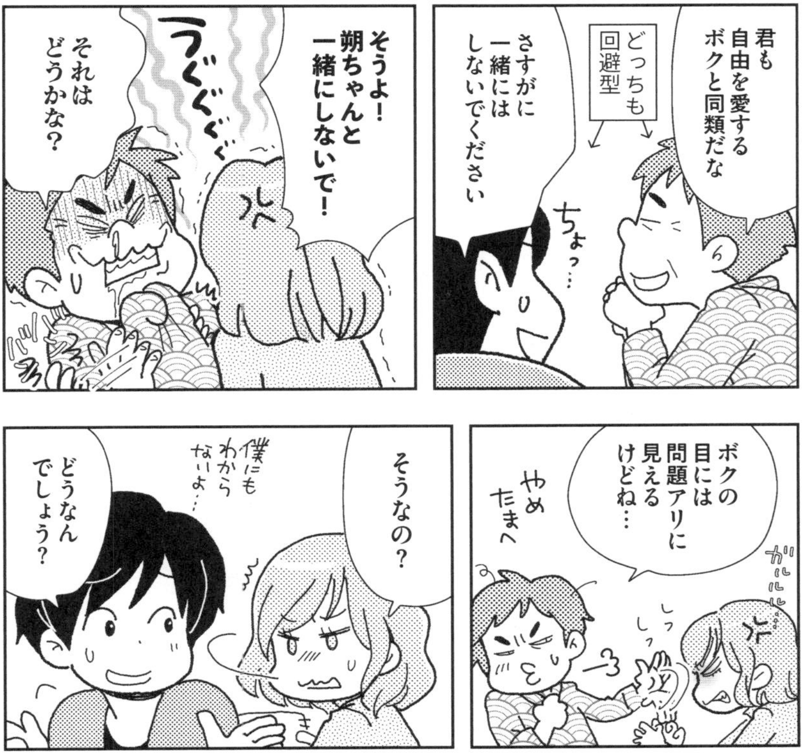
君も自由を愛するボクと同類だな
どっちも回避型
さすがに一緒にはしないでください
ちょっ…
そうよ！朔ちゃんと一緒にしないで！
うぐぐぐぐ
それはどうかな？
ボクの目には問題アリに見えるけどね…
やめたまへ
しっしっ
そうなの？
僕にもわからないよ…
どうなんでしょう？
えーヤダーそこは否定してくれないと不安になるー！
ギャー
うわぁぁぁぁ
やれやれ
田中ちゃんはどう思う？
ふえぇーん
わたしも元不安型だから莎菜ちゃんの気持ちわかるよ

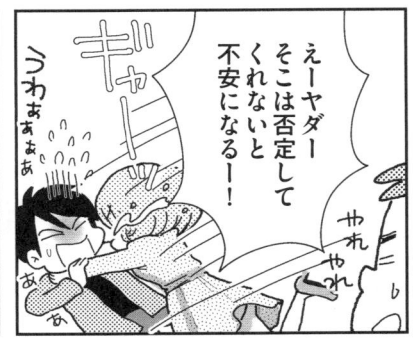

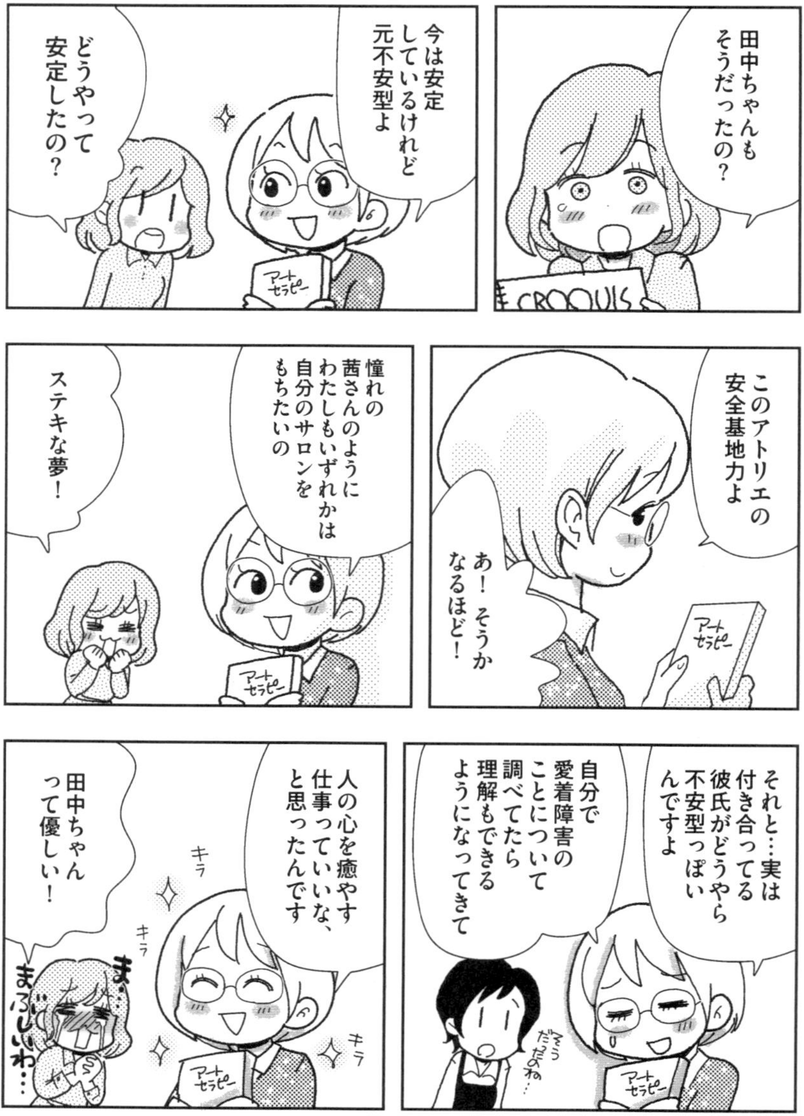
田中ちゃんもそうだったの？
CROQUIS
今は安定しているけれど元不安型よ
アート セラピー
どうやって安定したの？
このアトリエの安全基地力よ
アート セラピー
あ！そうかなるほど！
憧れの茜さんのようにわたしもいずれかは自分のサロンをもちたいの
アート セラピー
ステキな夢！
それと…実は付き合ってる彼氏がどうやら不安型っぽいんですよ
自分で愛着障害のことについて調べてたら理解もできるようになってきて
そうだったのね…
アート セラピー
人の心を癒やす仕事っていいな、と思ったんです
キラ
キラ
キラ
アート セラピー
田中ちゃんって優しい！
ま…まぶしいわ…

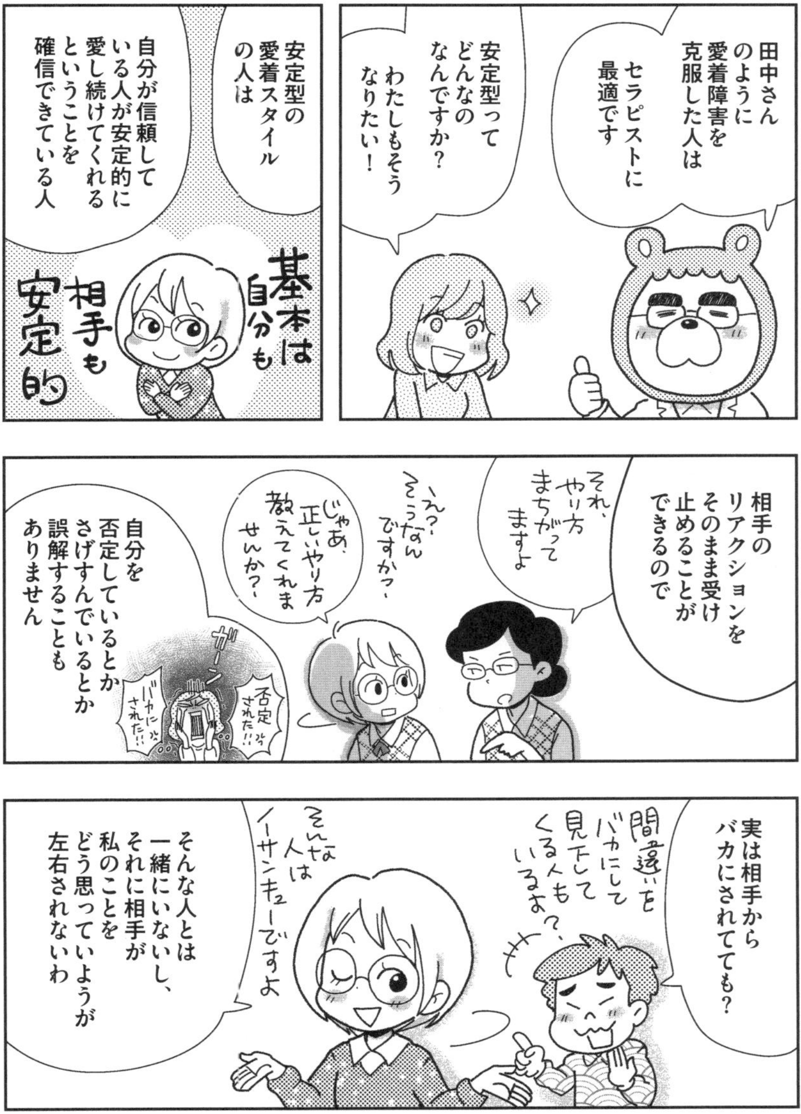
田中さんのように愛着障害を克服した人は
セラピストに最適です
安定型ってどんなのなんですか？
わたしもそうなりたい！
安定型の愛着スタイルの人は
自分が信頼している人が安定的に愛し続けてくれるということを確信できている人
基本は自分も相手も安定的
相手のリアクションをそのまま受け止めることができるので
それ、やり方まちがってますよ
え？そうなんですか？
じゃあ、正しいやり方教えてくれませんか？
ガーン
否定された!!
バカにされた!!
自分を否定しているとかさげすんでいるとか誤解することもありません
実は相手からバカにされてても？
間違いをバカにして見下してくる人もいるよ？
そんな人はノーサンキューですよ
そんな人とは一緒にいないし、それに相手が私のことをどう思っていようが左右されないわ

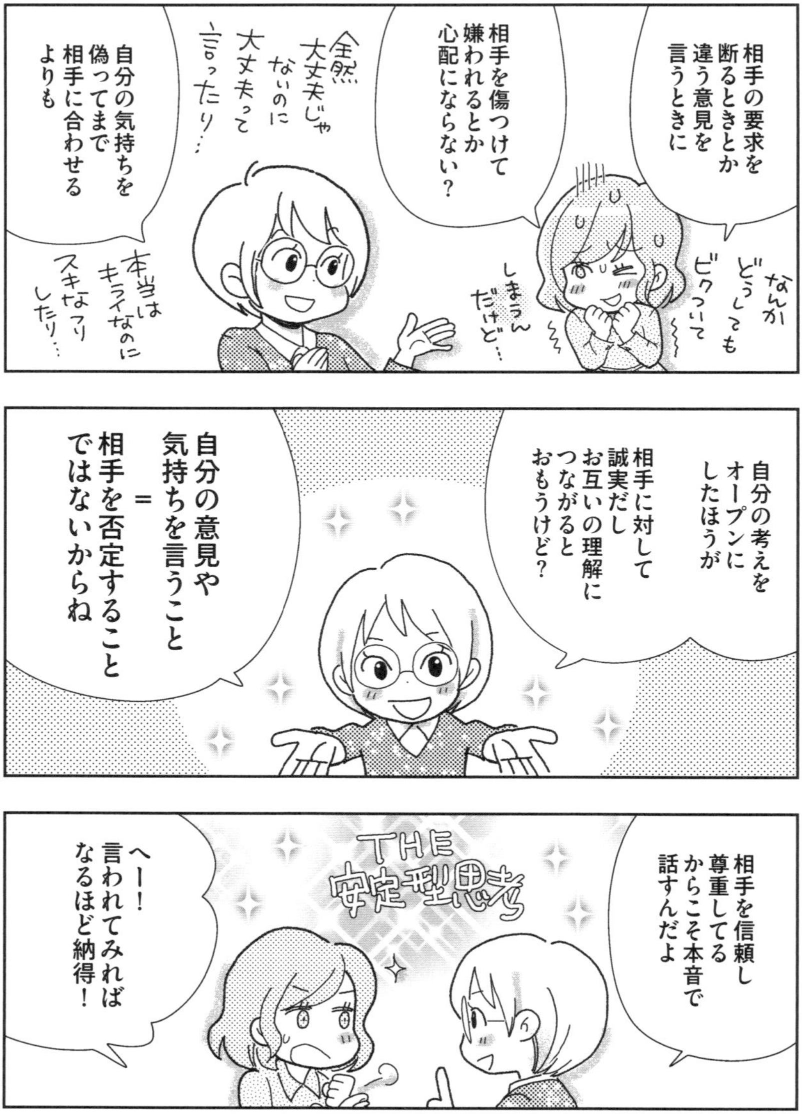
相手の要求を断るときとか違う意見を言うときに
なんかどうしてもビクついてしまうんだけど…
相手を傷つけて嫌われるとか心配にならない？
全然大丈夫じゃないのに大丈夫って言ったり…
自分の気持ちを偽ってまで相手に合わせるよりも
本当はキライなのにスキなフリしたり…
自分の考えをオープンにしたほうが相手に対して誠実だしお互いの理解につながるとおもうけど？
自分の意見や気持ちを言うこと
＝
相手を否定することではないからね
相手を信頼し尊重してるからこそ本音で話すんだよ
THE 安定型思考
へー！言われてみればなるほど納得！

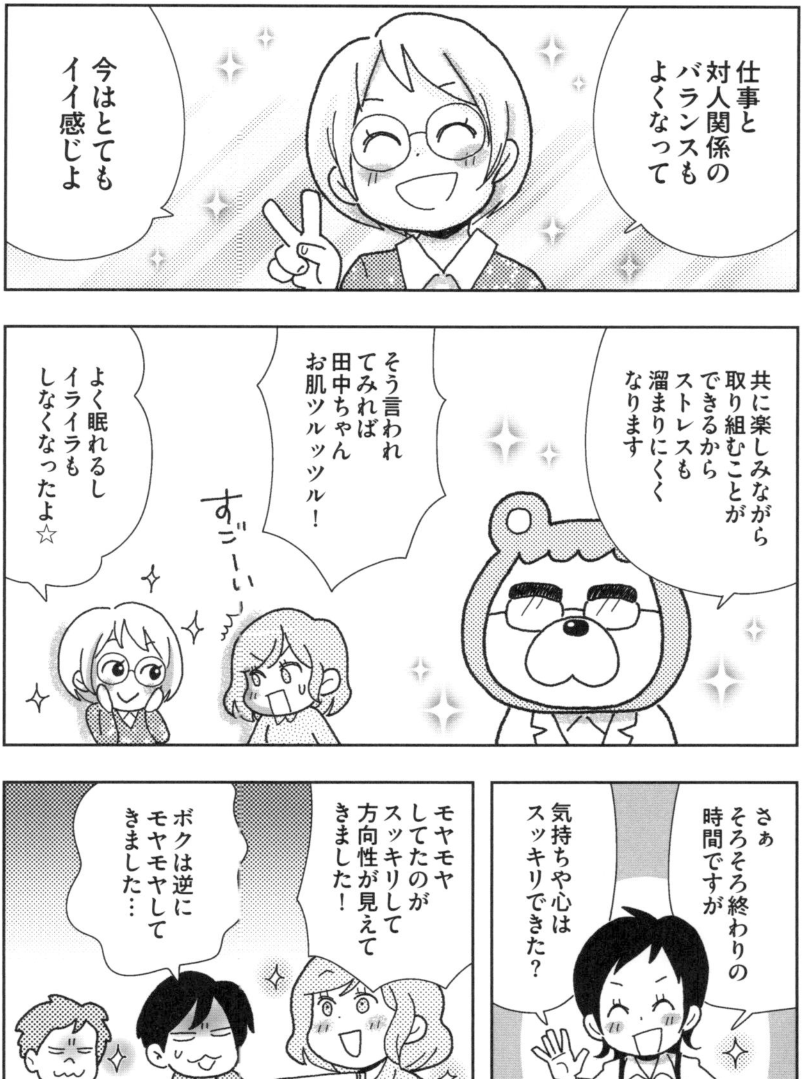
仕事と対人関係のバランスもよくなって
今はとてもイイ感じよ
共に楽しみながら取り組むことができるからストレスも溜まりにくくなります
そう言われてみれば田中ちゃんお肌ツルッツル!
すご〜い
よく眠れるしイライラもしなくなったよ☆
さぁそろそろ終わりの時間ですが気持ちや心はスッキリできた?
モヤモヤしてたのがスッキリして方向性が見えてきました!
ボクは逆にモヤモヤしてきました…

コラム4

「不安型」と「安定型」

始終周囲に気をつかっている人がいます。仕事の場はもちろん、プライベートでも相手の顔色を見ながら機嫌をうかがったり、ばか丁寧にあいさつばかりしたりします。少しでも相手の反応が悪いと、嫌われているのではないかと不安になり、肝心の仕事どころではなくなってしまいます。**気遣いばかりが空回りするのが、不安型愛着スタイルの人の特徴**です。

不安型の人は、相手の表情に対して敏感なのに、不正確でありがちです。ことに、怒りの表情と誤解することが多々あります。不安型の人にとっての一番の関心事は、「人に受け入れられるかどうか」「人に嫌われていないかどうか」という点にあるからです。

不安型の人は、自分が相手に送るメッセージに、相手が大きな関心を払っていると思い込みがちです。「相手によく思われたい」という自分の努力に対して、相手も同じくらい気を留めてくれていると期待するのです。しかし実際には、周りの人は本人が気にするほど相手のことを気にしてはいないし、送られてきたメッセージにさえ気づかないほどなのです。

不安型は、両価的な傾向を抱えやすいのです。ここでいう両価的とは、**求める気持ちと拒絶する気持ちの両方が併存している状態**をさします。不安型の人は、幼いころから養育者に過保護に甘やかされる一方で、意に沿わないと強く否定されるといった、極端さの中で育っていることが多くあります。そのため、「甘えたい」「愛情を求めたい」と願いながらも、「またいつ、手痛い仕打ちが待っているかもしれない」という気持ちも抱いています。愛情が無条件のものではなく、状況が変われば見捨てられるという不安を消せないのです。

不安型の人は、期待されたりほめられたりすると、うれしい反面、「もし相手の期待を裏切ったらどうしよう」と考えて、むしろプレッシャーに感じてしまうのです。それに対して、安定型の人は、自分に向けられた関心が自信や意欲を高めることにつながります。

安定型愛着スタイルの人の第一の特徴は、**対人関係における絆《きずな》の安定性**にあります。安定型の人は自己肯定感があり、自分が信頼している人が自分をいつまでも愛し続けてくれると確信しています。愛情を失ってしまうとか、嫌われてしまうなどと思い悩むことはありません。自分が困ったときや助けを求めているときには、それに必ず応えてくれると信じています。だから、気軽に相談したり、素直に助けを求めたりすることができるのです。

また、安定型のもう一つの特徴は、その率直さと前向きな姿勢です。人の反応を肯定的にとらえ、自分を否定しているとか、さげすんでいるなどと誤解することがありません。そもそも人がどういう反応をするかということに、あまり左右されることがないのです。自分が相手の欲求を拒否したり、主張を否定したりすると、相手が傷つき、自分のことを嫌うのではないかと心配することもありません。自分の気持ちを偽ってまで相手に合わせるよりも、自分の考えをオープンにさらけ出したほうが、相手に対して誠実であり、お互いの理解につながると考えます。

仕事と対人関係のバランスがよいことも大きな特徴であり、ともに楽しみながら取り組むことが自然にできます。そのため、ストレスをため込みにくいのです。

人はストレスを受けると、神経系や内分泌系の変化を引き起こし、体内でなんとか対処しようとします。最近の研究で明らかになってきたのは、そうした体の不調・トラブル・慢性の不調や痛みというものに愛着障害が関与しているということです。

ことに不安型の人では精神的な痛みを感じやすく、慢性疼痛《とうつう》に苦しめられやすい傾向があります。安定型の人ならポジティブに軽く受け流せることを、長く引きずってしまいます。また不安型の人は、大騒ぎして不安やストレスを周囲にまき散らすことができますが、一方**回避型の人は、ストレスを意識から遮断して、感じないようにしているだけ**なので、ストレスは溜まる一方です。

ここで登場する田中さんももとは不安型でしたが、あるきっかけで愛着スタイルに生きづらさの原因があることを知り、克服することができました。愛着が安定してくると、健康的かつ肌ツヤも良くなります。

愛着障害に悩んだ有名人 *4*

「自分は運が強い」という信念で愛着障害を克服した高橋是清《これきよ》

総理や蔵相を歴任し、二・二六事件で凶弾に倒れた高橋是清は、波乱万丈を絵にかいたような人生を送っています。生まれて間もなく里子に出された是清は、あるとき馬に踏まれて危うく死ぬところを奇跡的に助かりました。「運のいい子だ」と人が言うのを聞いて、「自分は運が強い」という信念を持つようになります。のちに米国サンフランシスコで奴隷として売り飛ばされるという憂《う》き目《め》にも遭いますが、そんな艱難辛苦《かんなんしんく》を乗り越えられたのも、彼の中にある楽天的な万能感のおかげだったのでしょう。

山田さん

束縛・執着が嫌い。人に非難されたり、欠点を指摘されることを恐れる。ナルシストな回避型。

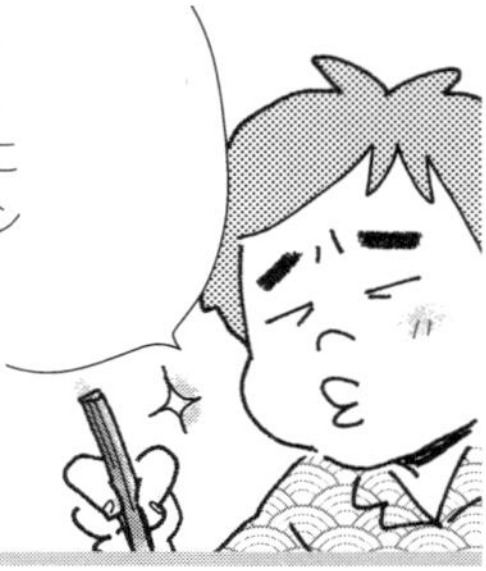

第5章

愛着障害がもたらす生きづらさ

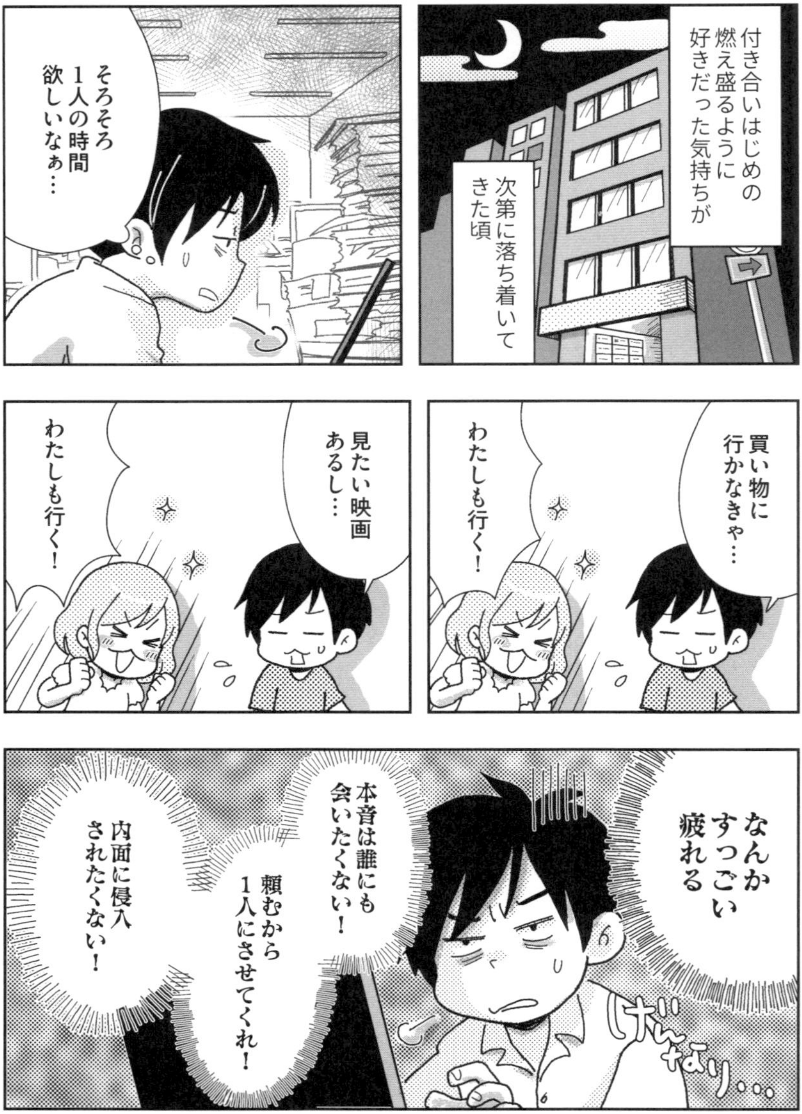
付き合いはじめの燃え盛るように好きだった気持ちが
次第に落ち着いてきた頃
そろそろ1人の時間欲しいなぁ…
買い物に行かなきゃ…
わたしも行く!
見たい映画あるし…
わたしも行く!
なんかすっごい疲れる
本音は誰にも会いたくない!
頼むから1人にさせてくれ!
内面に侵入されたくない!
げんなり…

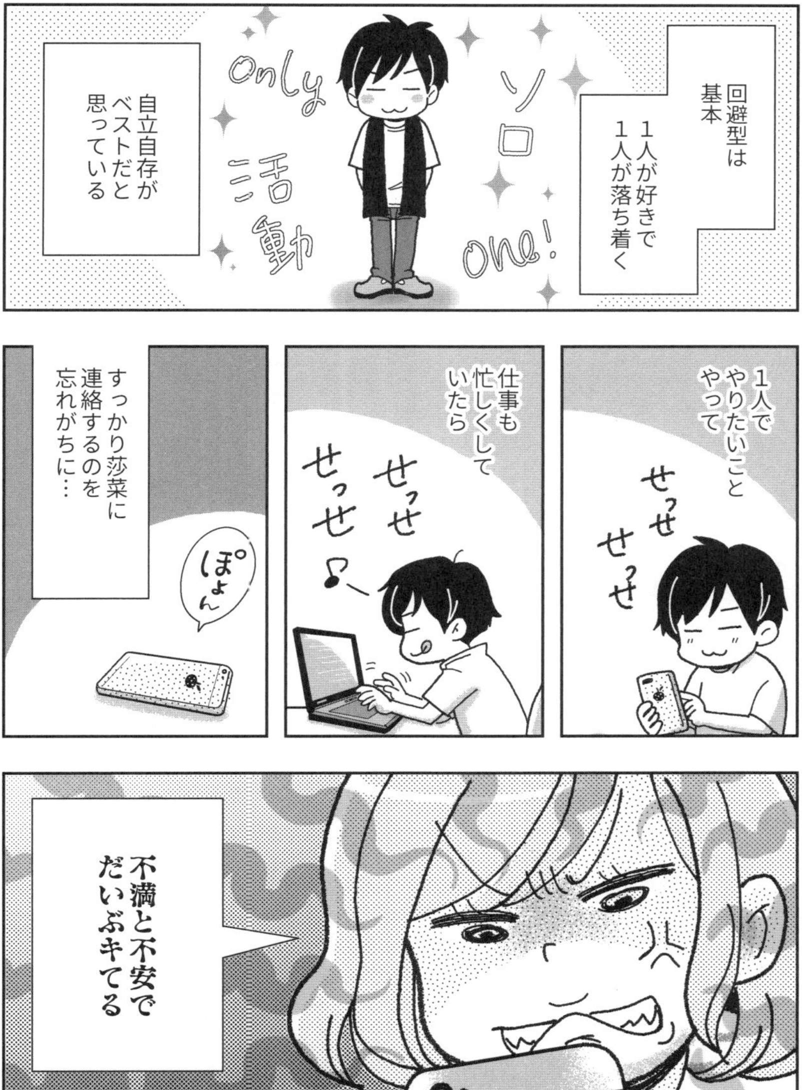

回避型は
基本
1人が好きで
1人が落ち着く
ソロ
One!
Only
活動
自立自存が
ベストだと
思っている
1人で
やりたいこと
やって
せっせ
せっせ
仕事も
忙しくして
いたら
せっせ
せっせ
すっかり莎菜に
連絡するのを
忘れがちに…
ぽよん
不満と不安で
だいぶキてる

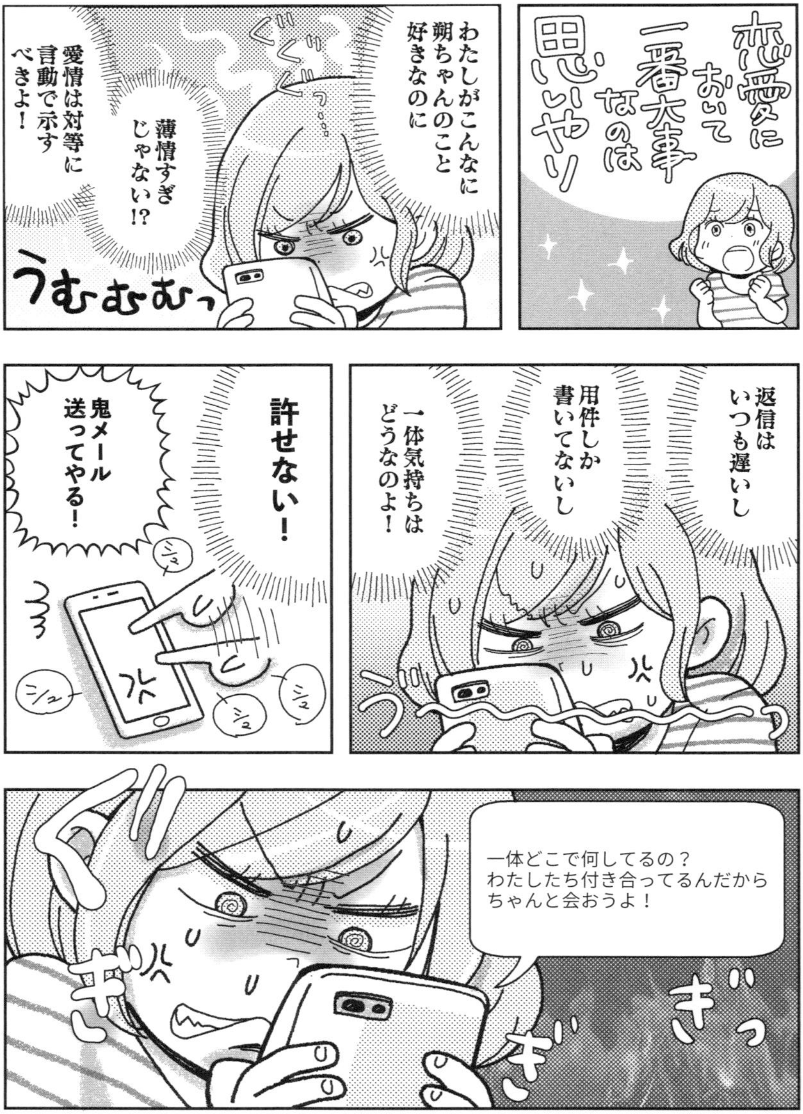
恋愛において一番大事なのは思いやり
わたしがこんなに朔ちゃんのこと好きなのに
ぐぐぐっ
薄情すぎじゃない!?
愛情は対等に言動で示すべきよ！
うむむむっ
返信はいつも遅いし
用件しか書いてないし
一体気持ちはどうなのよ！
うぎ〜〜っ
許せない！
鬼メール送ってやる！
シュ
シュ
シュ
シュ
ぐい
ぎぎ
一体どこで何してるの？
わたしたち付き合ってるんだから
ちゃんと会おうよ！
ぎっ
ぎぎ

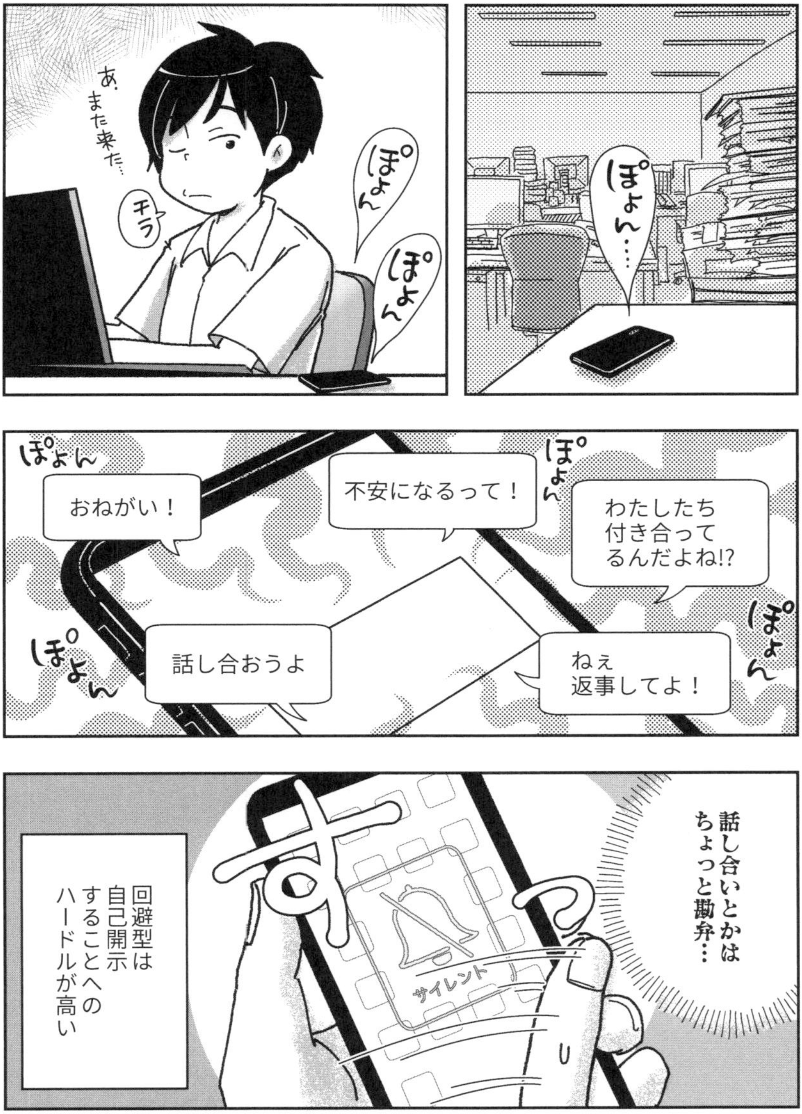
ぽょん
ぽょん
あ、また来た…
チラ
ぽょん…
ぽょん
おねがい！
不安になるって！
ぽょん
わたしたち
付き合ってるんだよね!?
ぽょん
話し合おうよ
ねぇ
返事してよ！
ぽょん
話し合いとかはちょっと勘弁…
すっ
サイレント
回避型は自己開示することへのハードルが高い

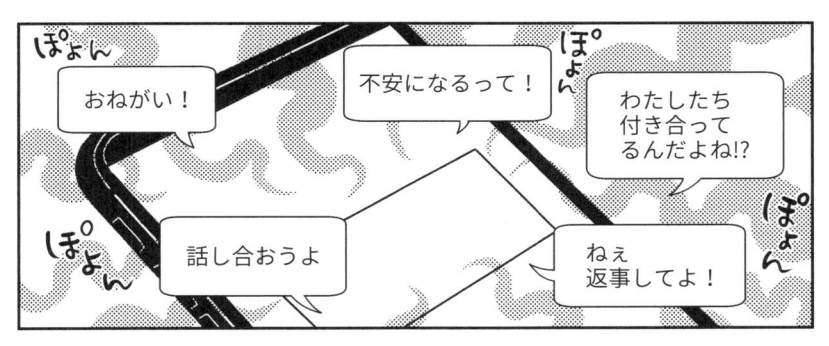

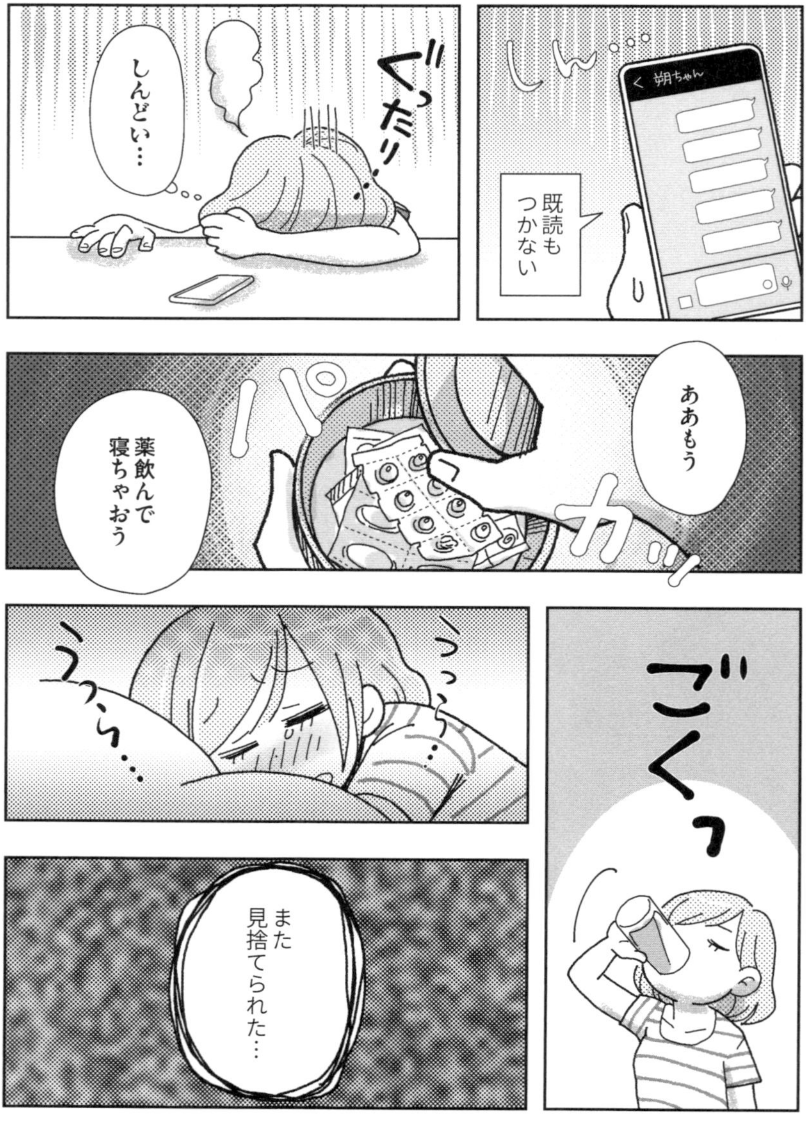
しん…
朔ちゃん
既読もつかない
ぐったり…
しんどい…
ああもう
パ
カッ
薬飲んで寝ちゃおう
ごくっ
うつら…
うつら…
また見捨てられた…

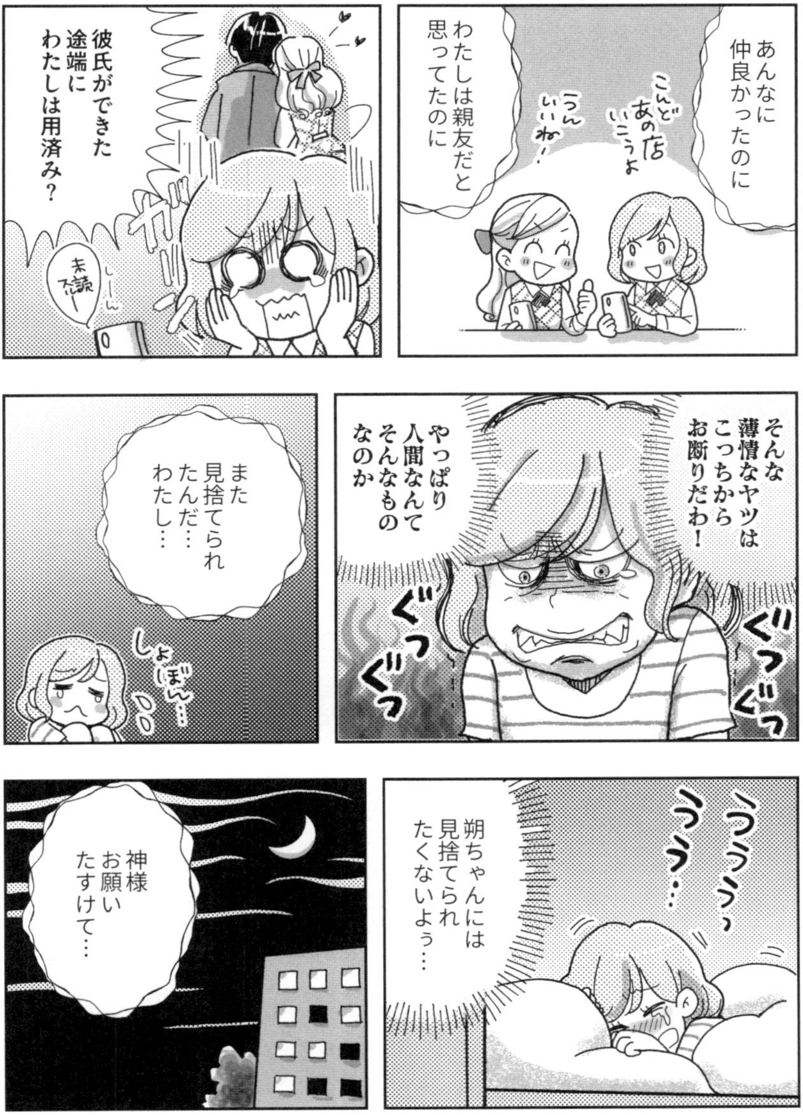
あんなに仲良かったのに
こんどあの店いこうよ
うんいいね！
わたしは親友だと思ってたのに
彼氏ができた途端にわたしは用済み？
未読ー
しーん
そんな薄情なヤツはこっちからお断りだわ！
やっぱり人間なんてそんなものなのか
ぐつぐつ
ぐつぐつ
また見捨てられたんだ…わたし…
しょぼん…
うううう、うう…
朔ちゃんには見捨てられたくないよう…
神様お願いたすけて…

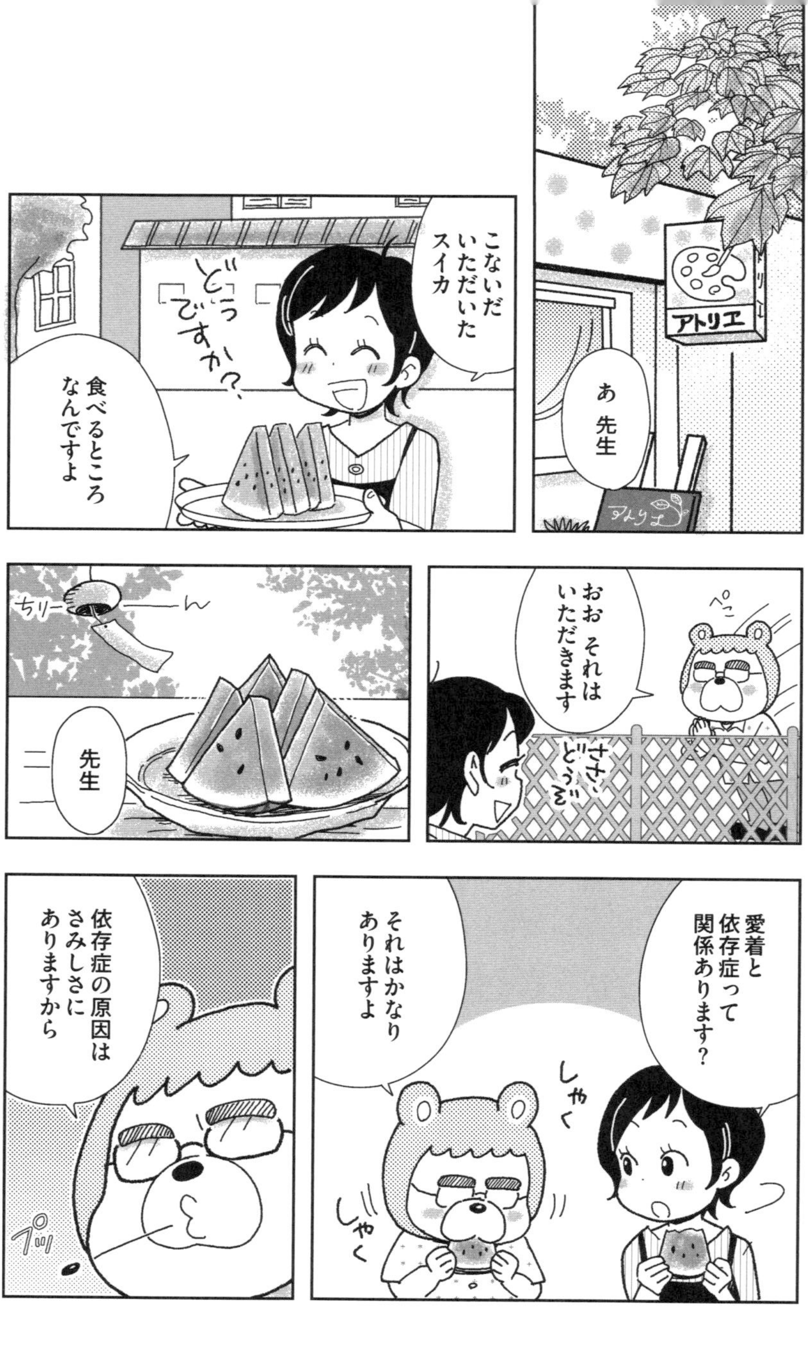
アトリエ
あ 先生
こないだいただいたスイカ
どうですか？
食べるところなんですよ
ぺこ
おお それはいただきます
ささ どうぞ
ちりーん
先生
愛着と依存症って関係あります？
しゃく
しゃく
それはかなりありますよ
依存症の原因はさみしさにありますから
プッ

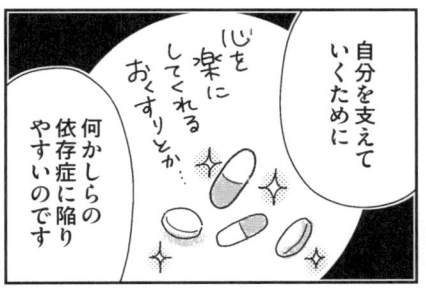

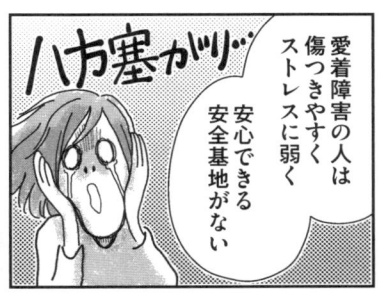

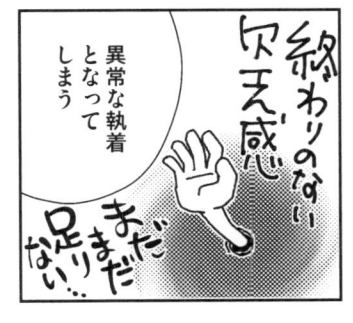

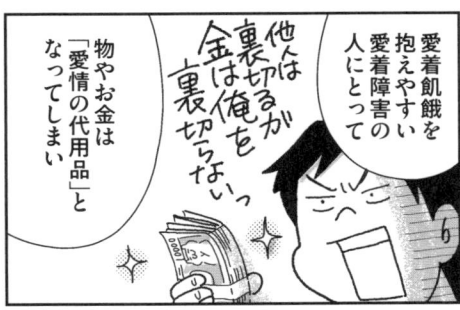

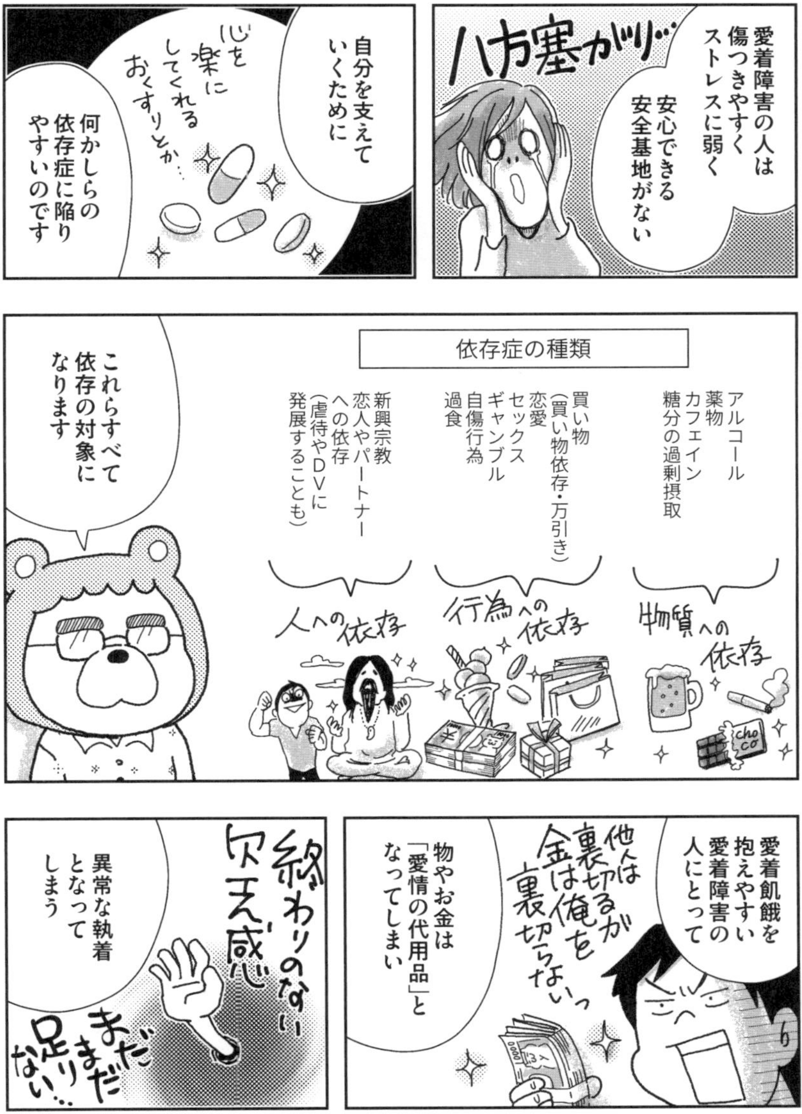
愛着障害の人は傷つきやすくストレスに弱く
安心できる安全基地がない
八方塞がりッ
自分を支えていくために
心を楽にしてくれるおくすりとか…
何かしらの依存症に陥りやすいのです
依存症の種類
アルコール
薬物
カフェイン
糖分の過剰摂取
物質への依存
買い物
（買い物依存・万引き）
恋愛
セックス
ギャンブル
自傷行為
過食
行為への依存
新興宗教
恋人やパートナーへの依存
（虐待やDVに発展することも）
人への依存
choco
これらすべて依存の対象になります
愛着飢餓を抱えやすい愛着障害の人にとって
他人は裏切るが金は俺を裏切らないっ
物やお金は「愛情の代用品」となってしまい
異常な執着となってしまう
終わりのない欠乏感
まだまだ足りない…

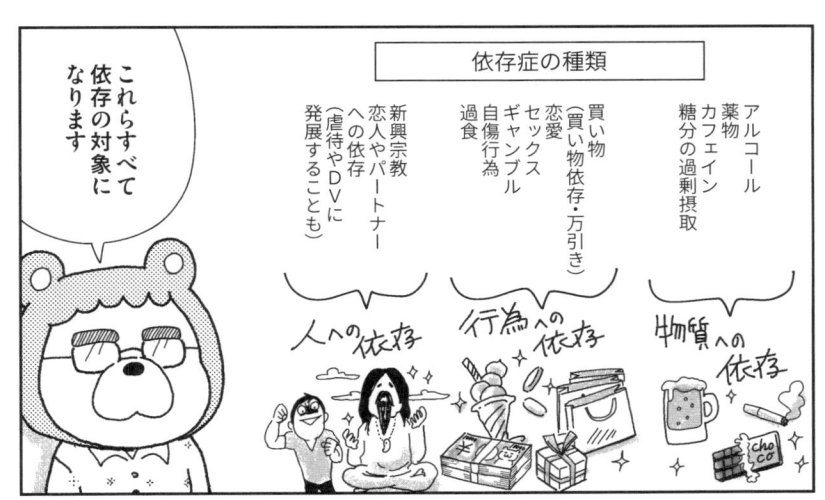

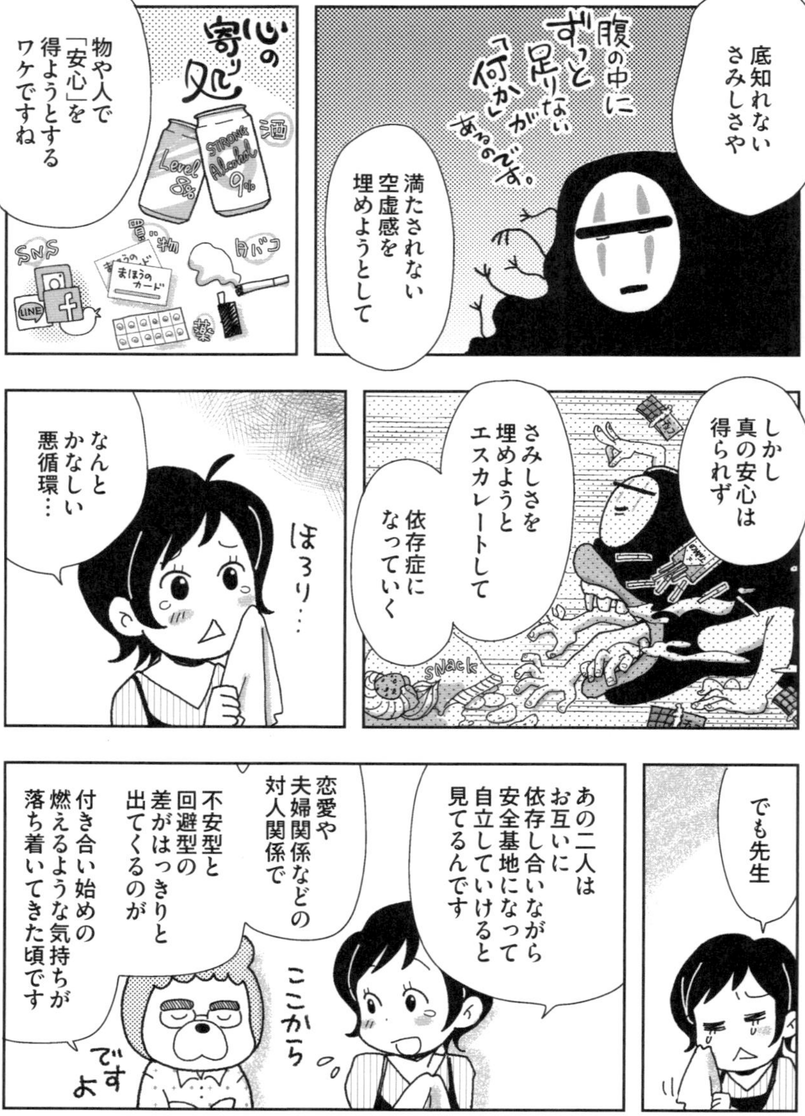

底知れない
さみしさや
腹の中に ずっと 足りない 「何か」が あるのです。
満たされない
空虚感を
埋めようとして
心の寄り処
物や人で
「安心」を
得ようとする
ワケですね
酒
STRONG Alcohol 9%
Level 8%
買い物
まほうのカード
タバコ
SNS
LINE
薬
しかし
真の安心は
得られず
さみしさを
埋めようと
エスカレートして
依存症に
なっていく
SNACK
なんと
かなしい
悪循環…
ほろり…
でも先生
あの二人は
お互いに
依存し合いながら
安全基地になって
自立していけると
見てるんです
恋愛や
夫婦関係などの
対人関係で
不安型と
回避型の
差がはっきりと
出てくるのが
付き合い始めの
燃えるような気持ちが
落ち着いてきた頃です
ここから
ですよ

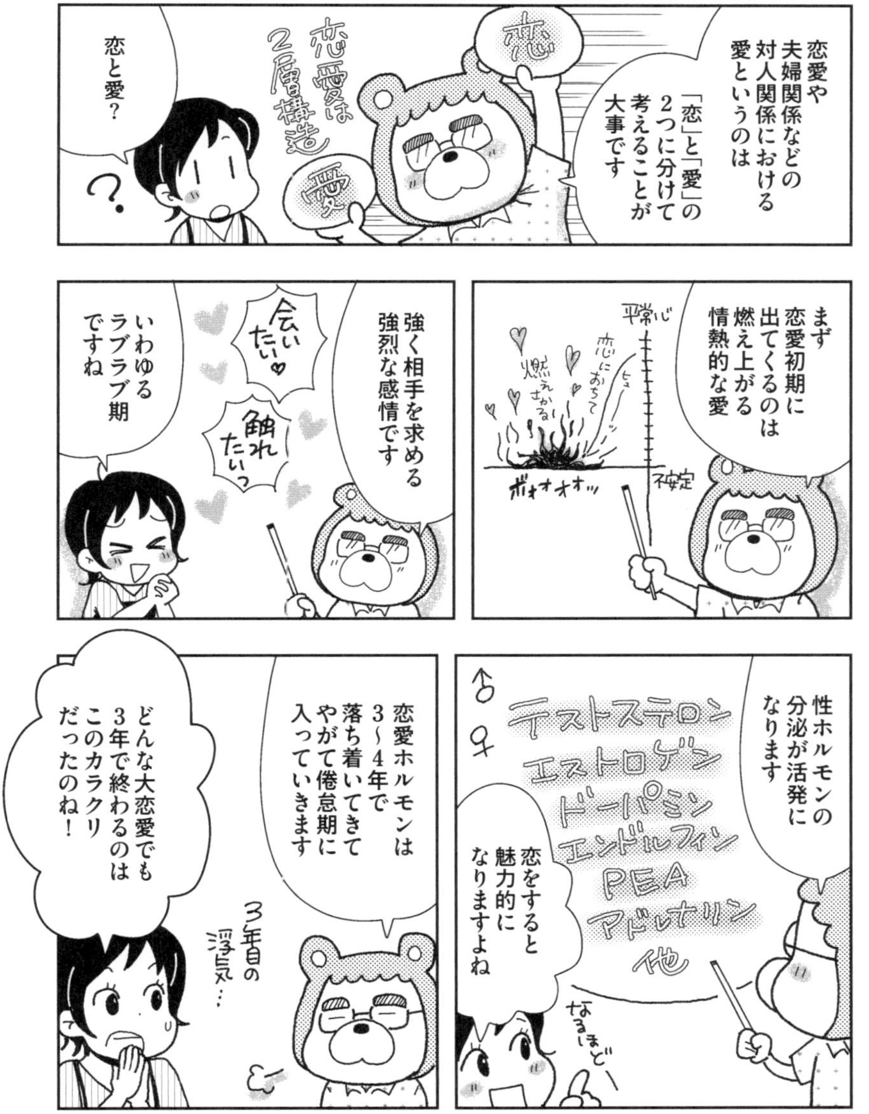

恋愛や夫婦関係などの対人関係における愛というのは
「恋」と「愛」の２つに分けて考えることが大事です
恋
恋愛は2層構造
愛
恋と愛？
まず恋愛初期に出てくるのは燃え上がる情熱的な愛
平常心
恋におちて
ヒュ〜ッ
燃えさかる
ボォオオオッ
不安定
強く相手を求める強烈な感情です
会いたい♥
触れたいっ
いわゆるラブラブ期ですね
性ホルモンの分泌が活発になります
♂
テストステロン
♀
エストロゲン
ドーパミン
エンドルフィン
PEA
アドレナリン
他
恋をすると魅力的になりますよね
なるほど〜
恋愛ホルモンは3〜4年で落ち着いてきてやがて倦怠期に入っていきます
3年目の浮気…
どんな大恋愛でも3年で終わるのはこのカラクリだったのね！

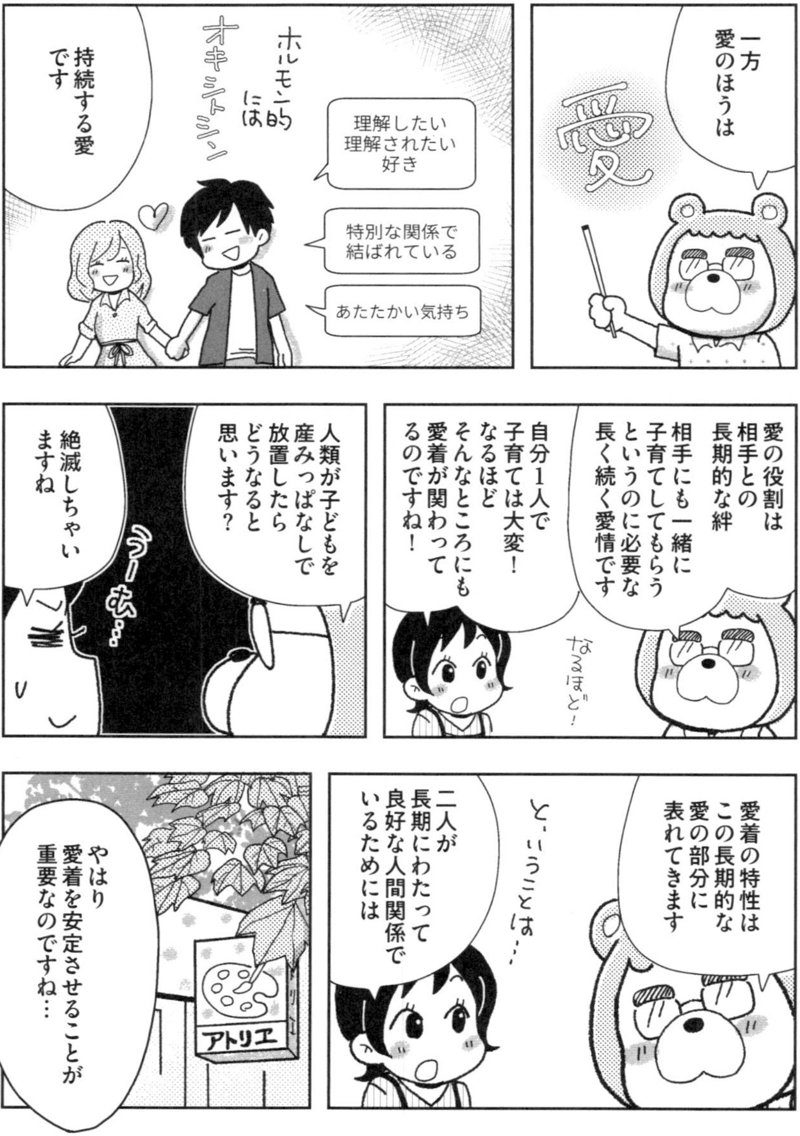
一方
愛のほうは
愛
ホルモン的には
オキシトシン
理解したい
理解されたい
好き
特別な関係で
結ばれている
あたたかい気持ち
持続する愛
です
愛の役割は
相手との
長期的な絆
相手にも一緒に
子育てしてもらう
というのに必要な
長く続く愛情です
なるほど!
自分1人で
子育ては大変!
なるほど
そんなところにも
愛着が関わって
るのですね!
人類が子どもを
産みっぱなしで
放置したら
どうなると
思います?
うーむ…
絶滅しちゃい
ますね
愛着の特性は
この長期的な
愛の部分に
表れてきます
と…いうことは…
二人が
長期にわたって
良好な人間関係で
いるためには
アトリエ
やはり
愛着を安定させることが
重要なのですね…

田中さん

趣味は美術鑑賞。自分も絵を描けるようになりたくてアトリエに通い始める。不安型を克服し、いまでは安定型に。資格をとってセラピストになるのが夢。

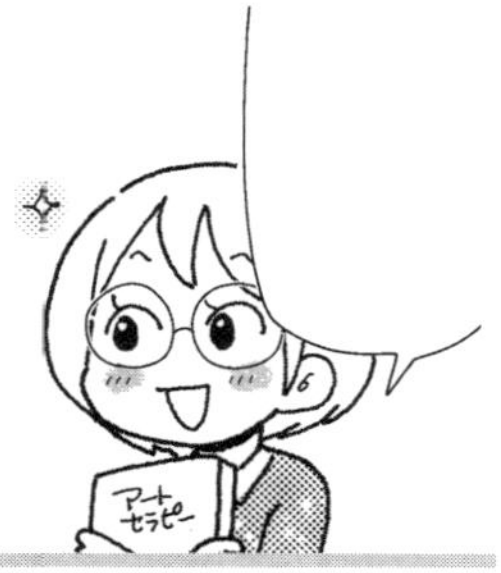

コラム5

愛着スタイルと愛情

回避型愛着スタイルの人は、距離を置いた対人関係を好みます。親しい関係や情緒的な共有を心地よいとは感じず、むしろ重荷です。だから、親密さを回避しようとし、心理的にも物理的にも距離を置こうとします。

回避型の強い願いは、縛られないことです。人に依存もしなければ、人から依存されることもなく、自立自存の状態を最良とみなします。そして、他人に迷惑をかけないことが大事だと、自己責任を重視します。自分の属する組織や集団とも、気持ちを共有することは少なく、仲間に対して、「一緒にいてもあまり意味がない」とか「時間の無駄である」といった、否定的な見方をする傾向があります。積極的に関与するよりも、自分に余計な責任がかからないようにするのです。

回避型のもう一つの大きな特徴は、**葛藤を避けようとすること**です。そのため、人とぶつかり合う状況が苦手で、そうした状況に陥るくらいなら自分から身を引くことで事態の収拾を図ろうとします。人への積極的な関与を好まないのも、葛藤を避けようとするためです。

一方で、葛藤を抱えられないことは、正反対の一面を生みます。ストレスが加えられると短絡的に反応して攻撃的な言動に出やすいのです。相手の痛みに無頓着なので、自分が相手を傷つけていることに気づきません。冷静そうに見えて、切れると爆発してしまうのです。

回避型愛着スタイルの特性が顕著に表れるのが、恋愛や家族との愛情が試される場面です。回避型の人の恋愛には、どろどろしたものを嫌う淡白なところがあり、相手との絆を何としても守ろうとする意志や力に乏しいのです。

回避型の人を恋人やパートナーに持つ場合、相手はしばしば戸惑います。それは、自分が困っているときや苦痛を感じているときにも、平然としているばかりで、真剣に気遣ってくれたり痛みを一緒に感じてくれる様子があまり見られないからです。それまでは穏やかで優しい人と思っていたのに、意外に感じます。「何か他のことに気を取られているのだろう」と好意的に解釈しようとしますが、2〜3度そうしたことが重なると、その疑念を否定することもできなくなってしまいます。

回避型の人にとっては、たとえ愛するパートナーが苦しんでいてもそれを自分の痛みとして共感しにくいのです。心の構造が違っているため、さらに言えば、脳の働き方自体が違っているため、安定型の人がパートナーの苦痛を思いやるようにはできません。あくまで他人事《ひとごと》として、客観的にしか受け止められないのです。回避型の人は愛情をそれほど必要とは感じないし、ましてそれを口に出して表現することは、芝居でもさせられるような、ばかげたことに思えてしまうからです。

そのため、相手にも自分の痛みを分かち合ってほしいと願う人が回避型の人と付き合えば、もどかしく物足りない想いを味わうことになるでしょう。

一方、**不安型の人**にとって、自分が愛されているかどうかは、非常に大きなウェイトを占めます。その重要度は、回避型の人には想像できないほどです。

不安型の人は、パートナーが自分をどう評価してくれているかによって、自分自身に対する評価をも左右されてしまいます。愛されていると感じると自分は価値のある存在だと思えますが、愛されていないと感じたとたんに自分が無価値になったように感じます。パートナーから素っ気なくされたり、否定的なことを言われたりすると、急に自信がなくなり、落ち込んでしまうのです。

それは自分に対する評価だけではなく、パートナーに対する評価にも跳ね返っていきます。不安型の人は、自分を大切にしてくれていると感じる存在に対して、同じだけの愛情を返そうとします。しかし、それが与えられないとなると、もはやパートナーはその存在自体が無意味になってしまうのです。

そうした心理状態は、セックスにも反映します。ある研究によると、不安型の人がセックスに対して積極的になるのは、それがパートナーの愛情や献身のバロメーターとして感じられたときでした。逆にセックスに乗り気がしなくなるのは、パートナーの機嫌を損じたり拒絶にあったりしないために、パートナーの要求にしぶしぶ応じていると感じたときでした。

愛着障害に悩んだ有名人 5

兄からすすめられるままに離婚した種田山頭火《たねださんとうか》

漂泊の俳人・種田山頭火は、小学3年生のときに母親が自殺します。その傷をひきずってか、欠席も多く成績もいまひとつ、高校で首席に躍り出るものの長続きしません。進学をあきらめ実家に戻り、押し切られる形で見合い結婚するも、夫らしく振る舞ったのは1週間程度で、妻子を顧みることはありませんでした。家業が没落したのちは熊本に落ち延び古本屋を始めますが、立ち行かなくなり、単身上京。しかし仕事はなく、妻の実家から愛想をつかされ、離婚させられます。他人との衝突を嫌う無抵抗ぶりも回避型の特徴ですが、妻子を失うことをあっさり受け入れる根底には、人との絆に対して深いあきらめの念があるようでした。

Q4 大切なのは対人関係？ それとも仕事？

不安型の人の関心は、何をおいても対人関係に向けられます。人から承認や安心を得ることが重要だからです。
一方回避型の人は、対人関係よりも、仕事や勉強や趣味に重きをおく傾向が見られます。対人関係の煩わしさを避けるために、仕事や勉強に逃げ場所を求めている面もあります。だからといって回避型の人が仕事に全身全霊で打ち込んでいるというわけではなく、社会的な非難や家族からの要求を回避するために利用している面が強かったりします。仕事や社交、レジャーなどをバランスよくとるのも苦手でしょう。

Q5 健康管理に気を配るほう？

不安型の人は、ストレスが多いため健康に問題を抱えやすいにもかかわらず、きちんとした健康管理を行っていない傾向にあります。痛みに弱く、不調や苦痛を感じやすいため、些細《ささい》なことでも大騒ぎをしがち。それが、このタイプの人の自分の守り方なのです。
回避型の人は、自分の健康管理に無頓着な傾向があります。症状やストレスについてあまり自覚がないので、病気が進んで初めて気がつくということになりがちです。そのため、さまざまな身体疾患の罹患率が高い傾向がみられます。

第6章

自分を大切にするって
どういうことだろう？

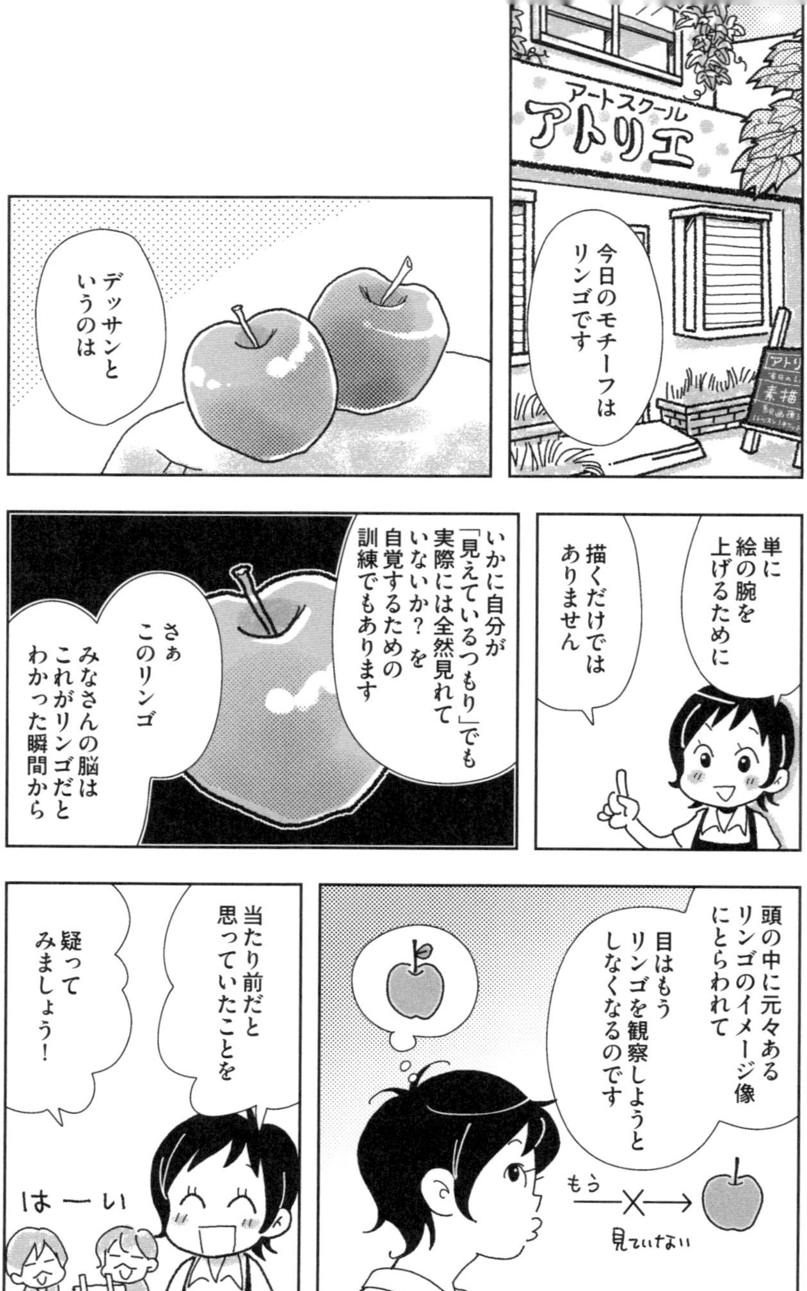
アートスクール
アトリエ
今日のモチーフはリンゴです
素描
デッサンというのは
単に絵の腕を上げるために
描くだけではありません
いかに自分が「見えているつもり」でも実際には全然見れていないか？を自覚するための訓練でもあります
さぁこのリンゴ
みなさんの脳はこれがリンゴだとわかった瞬間から
頭の中に元々あるリンゴのイメージ像にとらわれて
目はもうリンゴを観察しようとしなくなるのです
もう
見ていない
当たり前だと思っていたことを
疑ってみましょう！
はーい

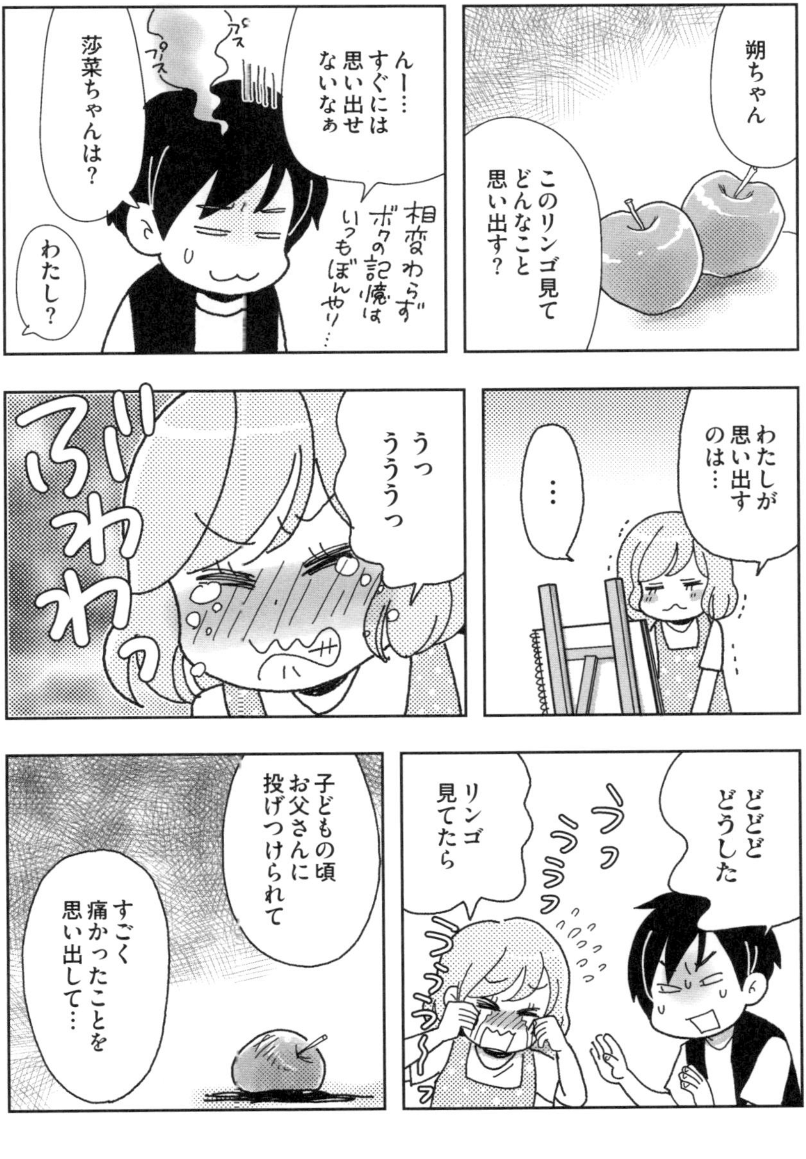
朔ちゃん
このリンゴ見てどんなこと思い出す？
ん一…すぐには思い出せないなぁ
プス
プス
相変わらずボクの記憶はいつもぼんやり…
莎菜ちゃんは？
わたし？
わたしが思い出すのは…
…
うっうううっ
ぶわわァ
どどどうした
リンゴ見てたら
子どもの頃お父さんに投げつけられて
すごく痛かったことを思い出して…

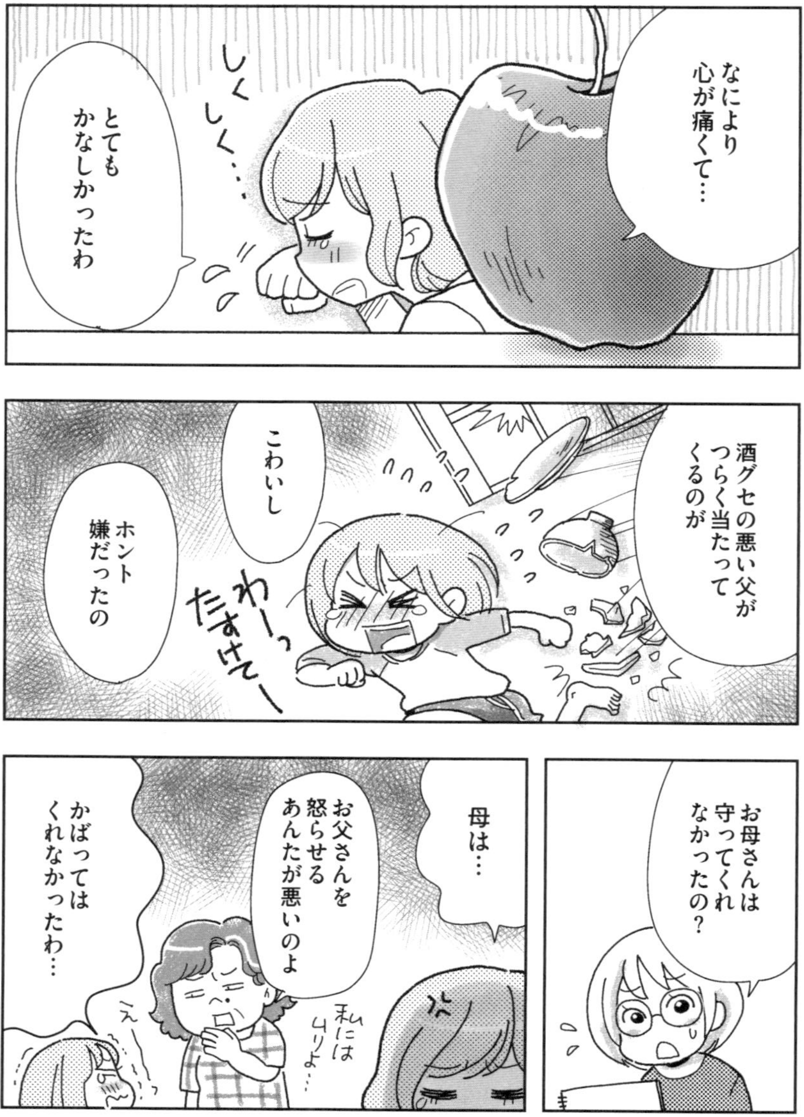
なにより心が痛くて…
しくしく…
とてもかなしかったわ
酒グセの悪い父がつらく当たってくるのが

こわいし
ホント嫌だったの

わーっ
たすけてー
お母さんは守ってくれなかったの？
母は…
お父さんを怒らせるあんたが悪いのよ
私にはムリよ…
え～
かばってはくれなかったわ…

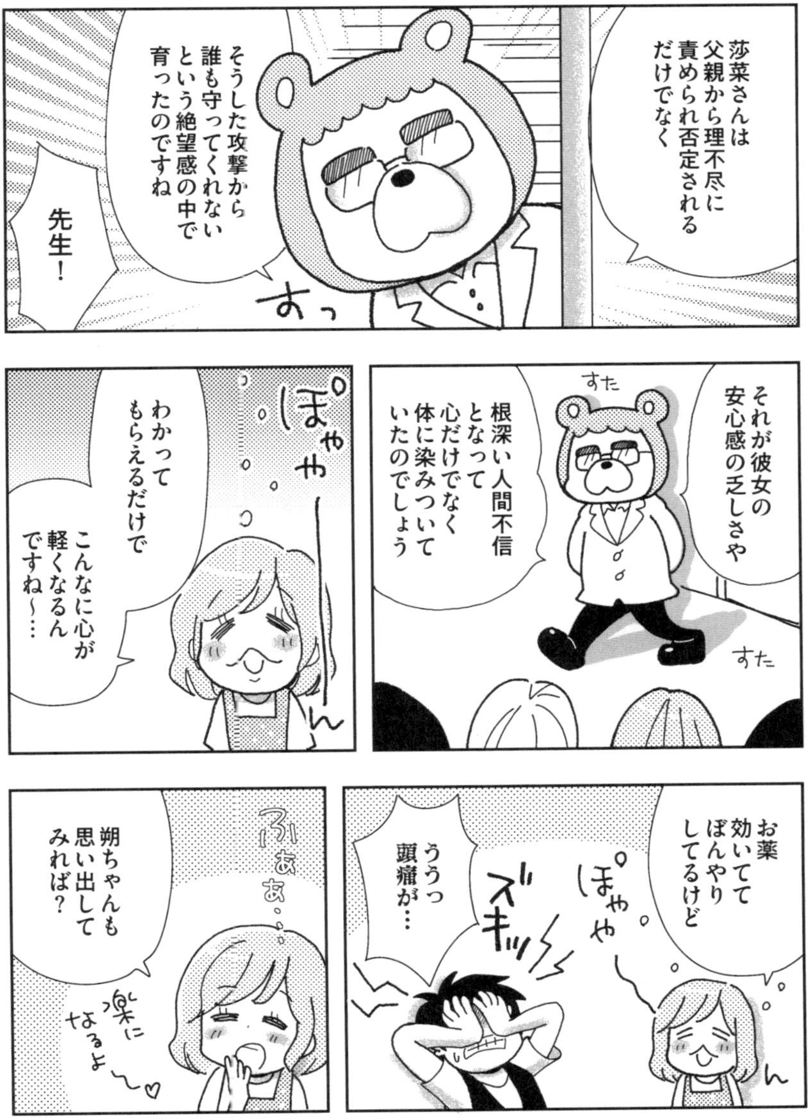
莎菜さんは父親から理不尽に責められ否定されるだけでなく
そうした攻撃から誰も守ってくれないという絶望感の中で育ったのですね
おっ
先生！
それが彼女の安心感の乏しさや
すた
根深い人間不信となって心だけでなく体に染みついていたのでしょう
すた
ぽやや〜ん
わかってもらえるだけで
こんなに心が軽くなるんですね〜…
お薬効いててぼんやりしてるけど
ぽやや〜ん
ズキッ
ううっ頭痛が…
ふあぁ…
朔ちゃんも思い出してみれば？
楽になるよ〜♡

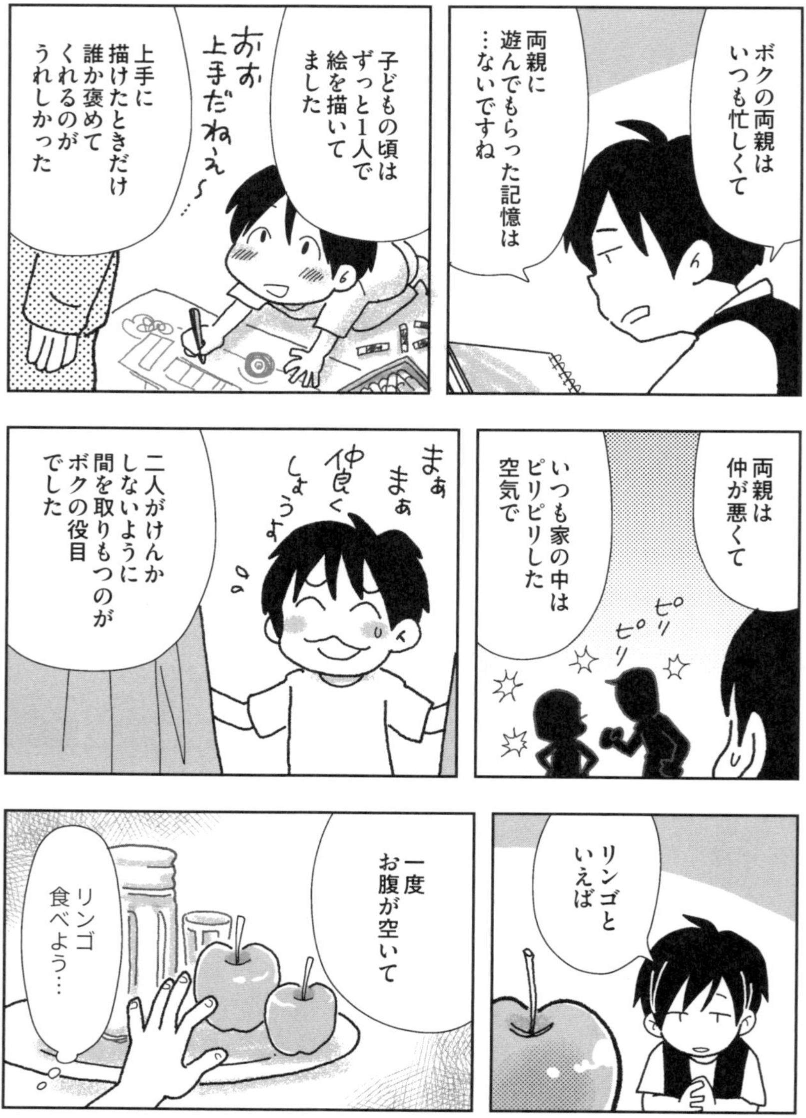

ボクの両親はいつも忙しくて
両親に遊んでもらった記憶は…ないですね
子どもの頃はずっと1人で絵を描いてました
おお上手だねぇ~…
上手に描けたときだけ誰か褒めてくれるのがうれしかった
両親は仲が悪くて
いつも家の中はピリピリした空気で
ピリ
ピリ
まぁまぁ
仲良くしょうよ
二人がけんかしないように間を取りもつのがボクの役目でした
リンゴといえば
一度お腹が空いて
リンゴ食べよう…

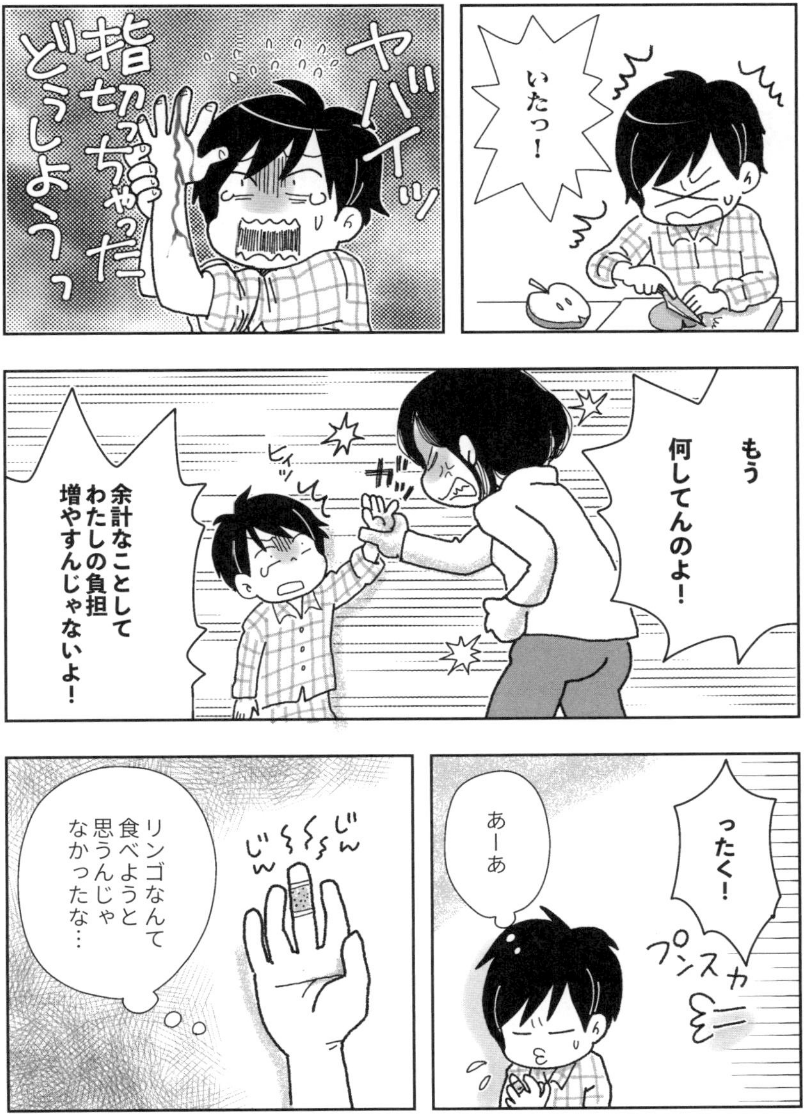
いたっ！
ヤバイッ
指切っちゃった どうしよう〜っ
もう
何してんのよ！
ガッ
ヒィッ
余計なことして
わたしの負担
増やすんじゃないよ！
ったく！
プンスカ
あーあ
じんじん
リンゴなんて
食べようと
思うんじゃ
なかったな…

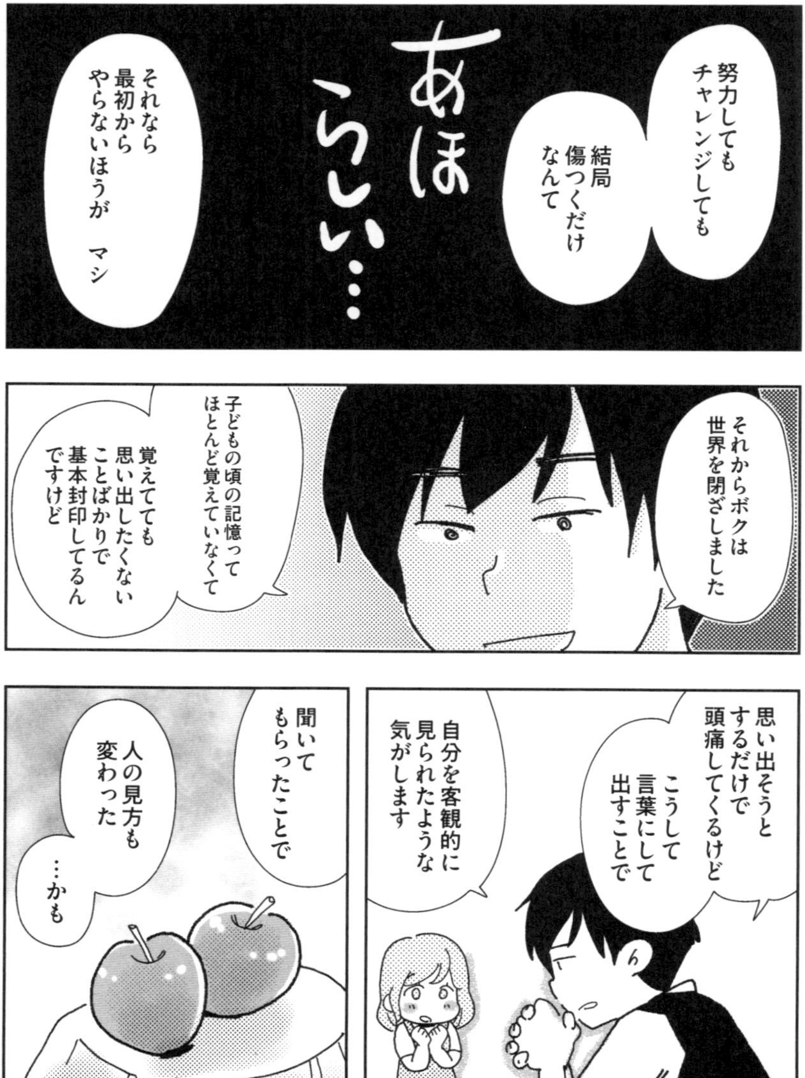
努力してもチャレンジしても
結局傷つくだけなんて
あほらしい…
それなら最初からやらないほうがマシ
それからボクは世界を閉ざしました
子どもの頃の記憶ってほとんど覚えていなくて
覚えてても思い出したくないことばかりで基本封印してるんですけど
思い出そうとするだけで頭痛してくるけど
こうして言葉にして出すことで
自分を客観的に見られたような気がします
聞いてもらったことで
人の見方も変わった
…かも

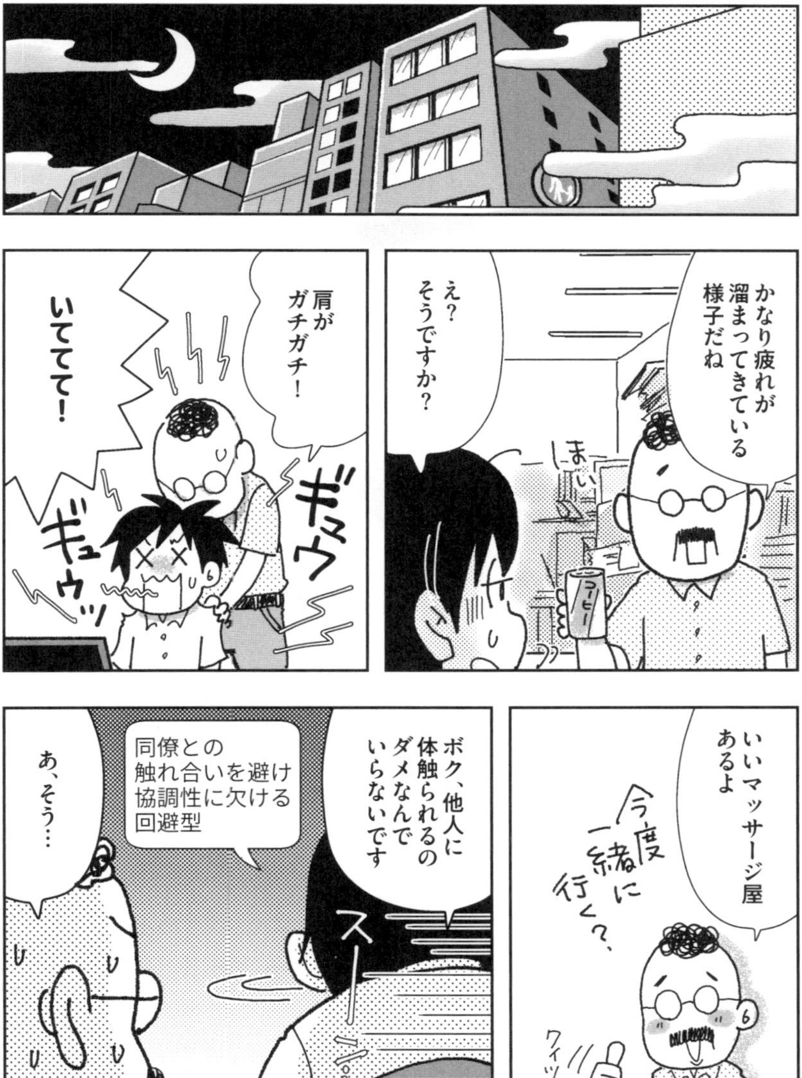
かなり疲れが溜まってきている様子だね
え？そうですか？
コーヒー
肩がガチガチ！
ギュウ
ギュウッ
いててて！
いいマッサージ屋あるよ
今度一緒に行く？
ボク、他人に体触られるのダメなんでいらないです
同僚との触れ合いを避け協調性に欠ける回避型
スー
あ、そう…

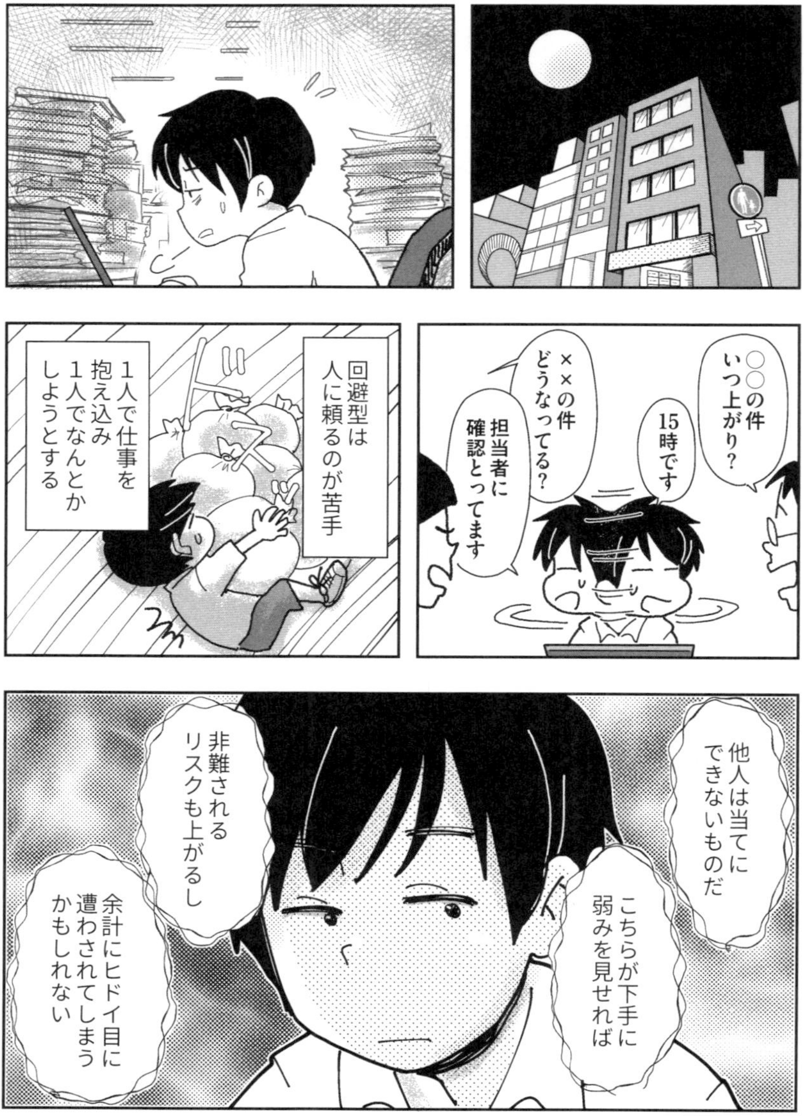
○○の件
いつ上がり？
15時です
××の件
どうなってる？
担当者に
確認とってます
回避型は
人に頼るのが苦手
1人で仕事を
抱え込み
1人でなんとか
しようとする
他人は当てに
できないものだ
こちらが下手に
弱みを見せれば
非難される
リスクも上がるし
余計にヒドイ目に
遭わされてしまう
かもしれない

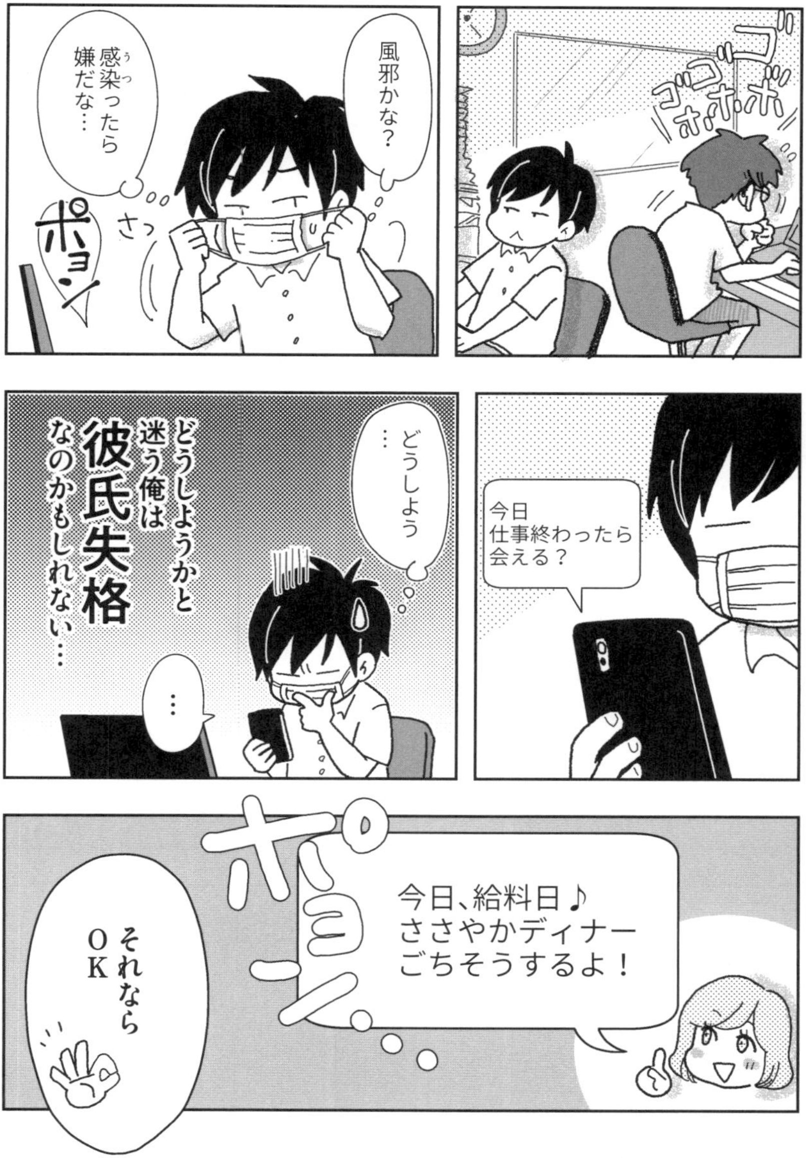
風邪かな？
感染《うつ》ったら嫌だな…
さっ
ポヨン
今日
仕事終わったら
会える？
どうしよう…
どうしようかと迷う俺は彼氏失格なのかもしれない…
…
今日、給料日♪
ささやかディナー
ごちそうするよ！
ポヨーン
それならOK

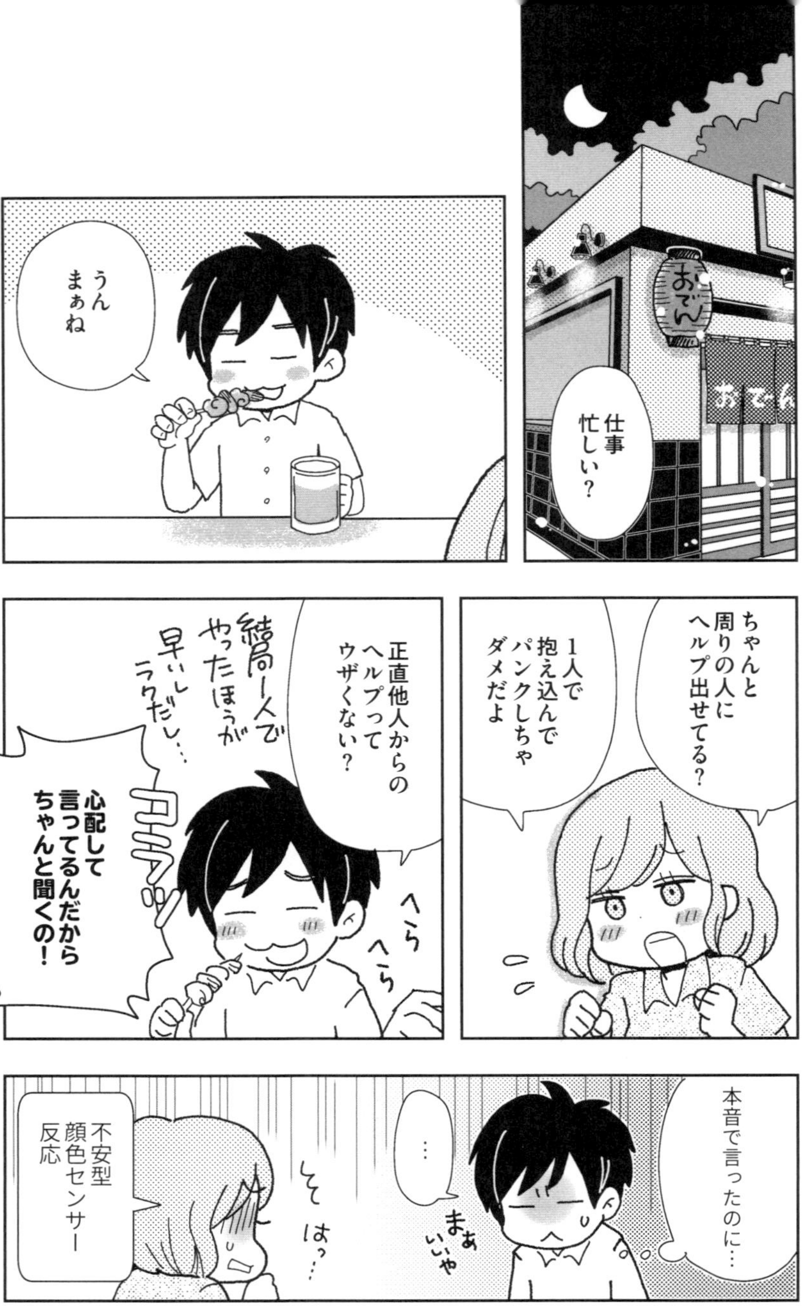
おでん
仕事忙しい?
うん まぁね
ちゃんと周りの人にヘルプ出せてる?
1人で抱え込んでパンクしちゃダメだよ
正直他人からのヘルプってウザくない?
へらへら
結局一人でやったほうが早いしラクだし…
コラァッ
心配して言ってるんだからちゃんと聞くの!
本音で言ったのに…
まぁいいや
…
はっ…
不安型顔色センサー反応

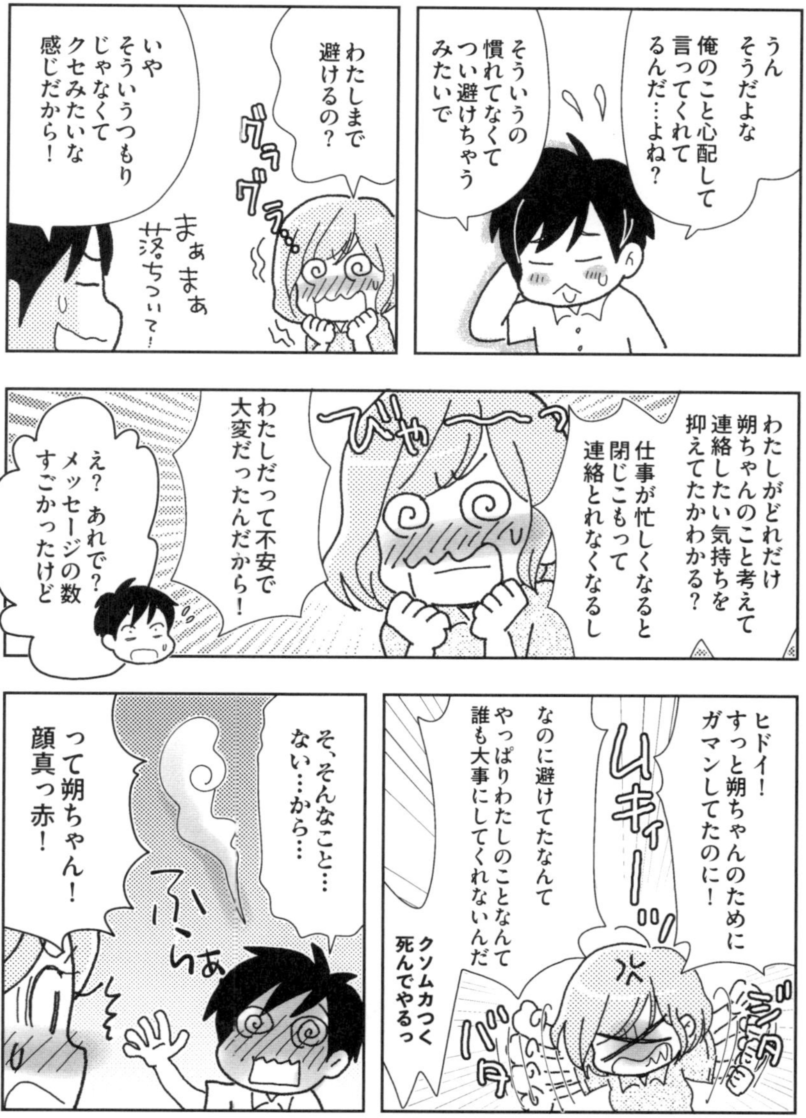

うん
そうだよな
俺のこと心配して
言ってくれて
るんだ…よね?
そういうの
慣れてなくて
つい避けちゃう
みたいで
わたしまで
避けるの?
グラグラ
いや
そういうつもり
じゃなくて
クセみたいな
感じだから!
まぁまぁ
落ちついて!
わたしがどれだけ
朔ちゃんのこと考えて
連絡したい気持ちを
抑えてたかわかる?
仕事が忙しくなると
閉じこもって
連絡とれなくなるし
わたしだって不安で
大変だったんだから!
え? あれで?
メッセージの数
すごかったけど
ヒドイ!
ずっと朔ちゃんのために
ガマンしてたのに!
ムキィーーッ
なのに避けてたなんて
やっぱりわたしのことなんて
誰も大事にしてくれないんだ
クソムカつく
死んでやるっ
ジタバタ
そ、そんなこと…
ない…から…
ふらぁ
って朔ちゃん!
顔真っ赤!

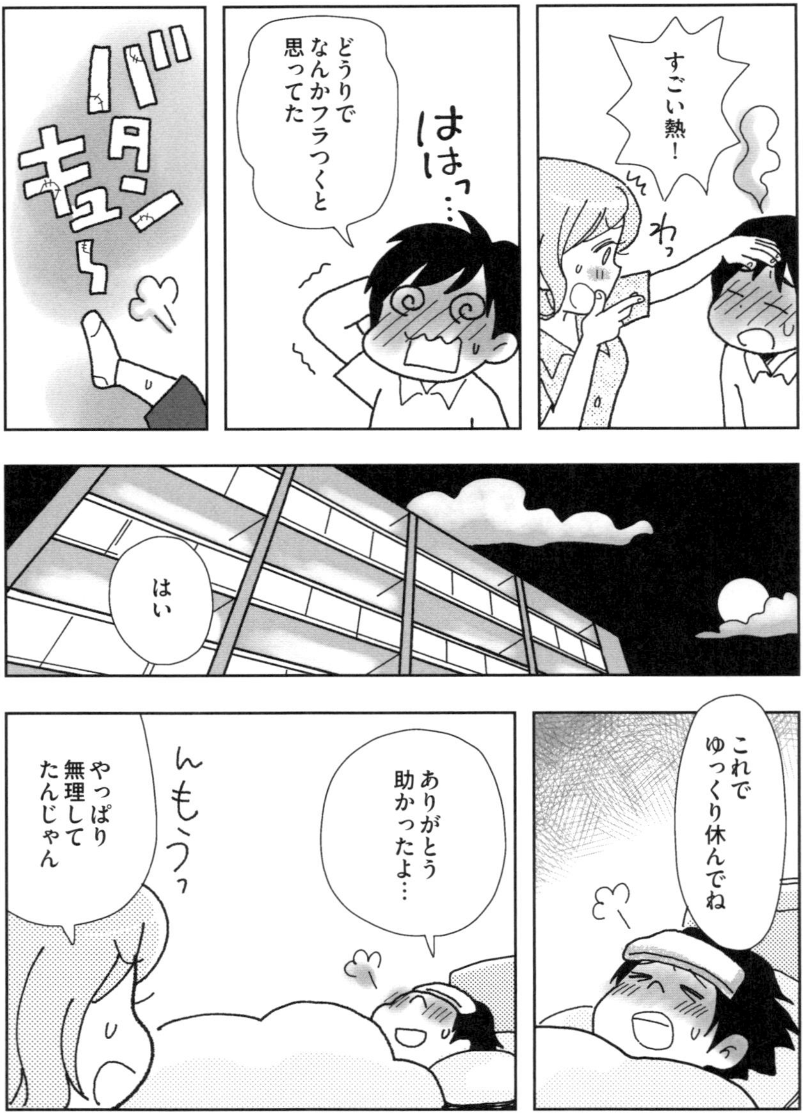
すごい熱！
わっ
ははっ…
どうりで
なんかフラつくと
思ってた
バタン
キュ～
はい
これで
ゆっくり休んでね
ありがとう
助かったよ…
んもうっ
やっぱり
無理して
たんじゃん

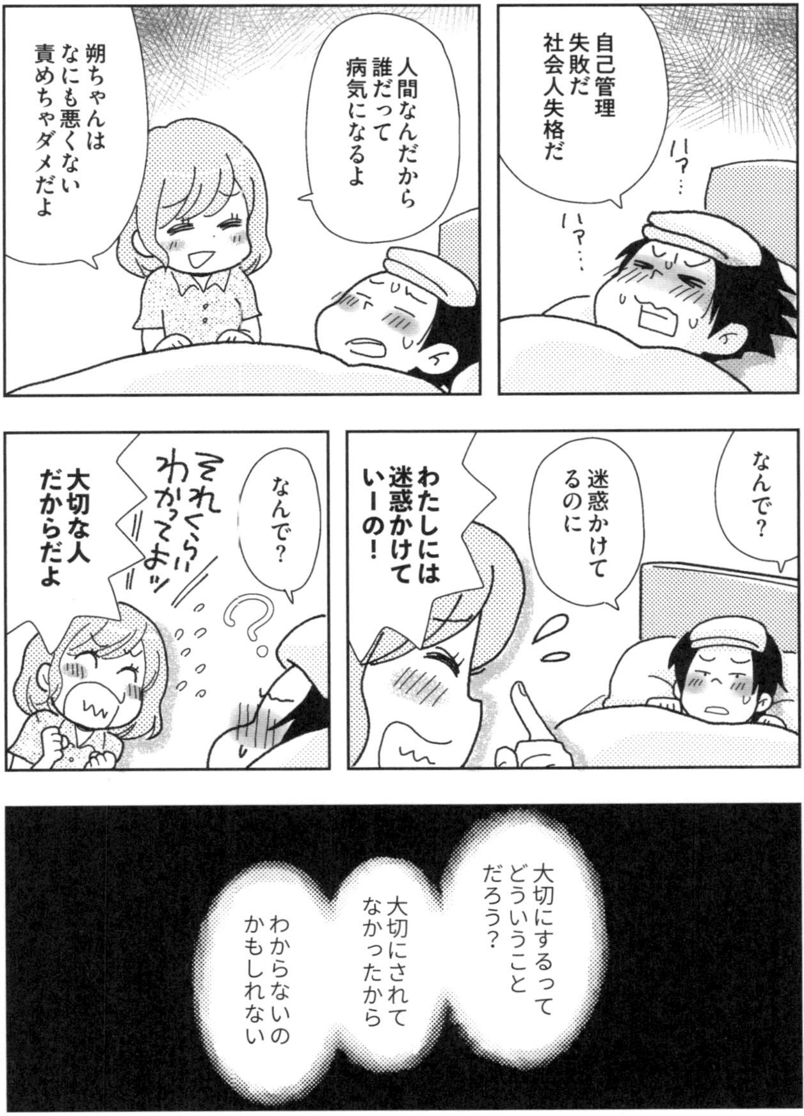
自己管理
失敗だ
社会人失格だ
ハァ…
ハァ…
人間なんだから
誰だって
病気になるよ
朔ちゃんは
なにも悪くない
責めちゃダメだよ
なんで？
迷惑かけてるのに
わたしには迷惑かけていーの！
なんで？
それくらいわかってよッ
大切な人だからだよ
大切にするってどういうことだろう？
大切にされてなかったから
わからないのかもしれない

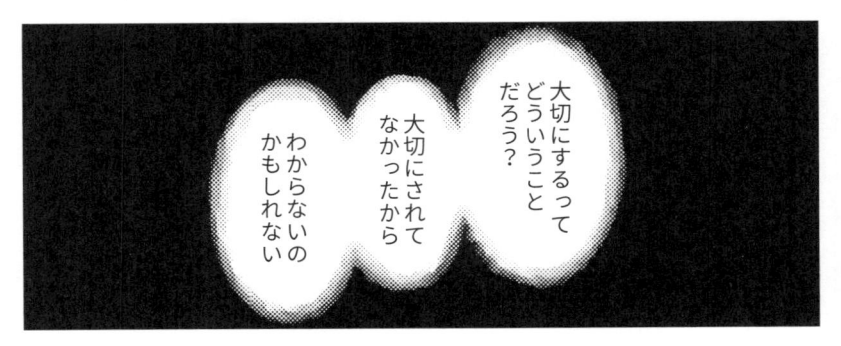

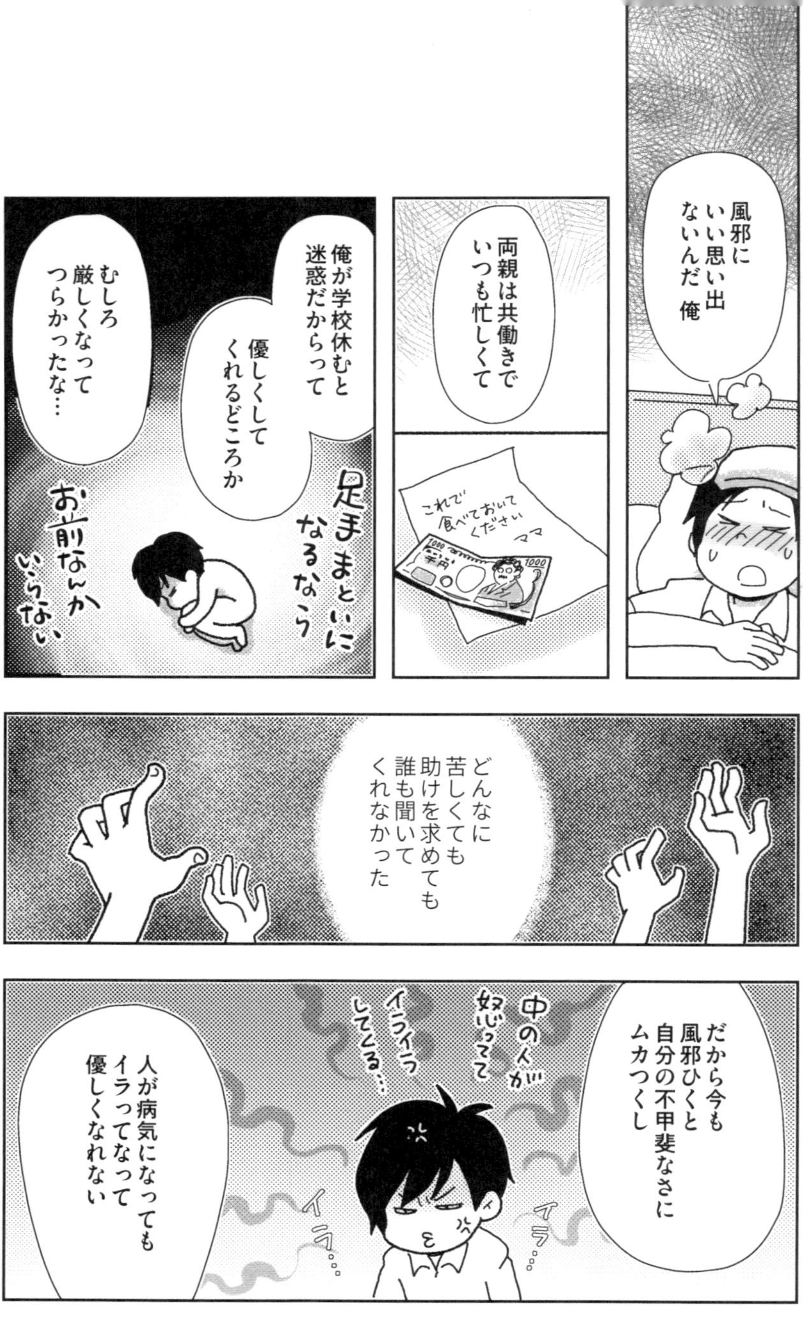
風邪に いい思い出 ないんだ 俺
両親は共働きで いつも忙しくて
これで 食べておいて ください ママ
千円
1000
俺が学校休むと 迷惑だからって
優しくして くれるどころか
むしろ 厳しくなって つらかったな…
足手まといになるなら
お前なんか いらない
どんなに 苦しくても 助けを求めても 誰も聞いて くれなかった
だから今も 風邪ひくと 自分の不甲斐なさに ムカつくし
中の人が 怒ってて イライラ してくる…
イラ…
イラ…
人が病気になっても イラってなって 優しくなれない

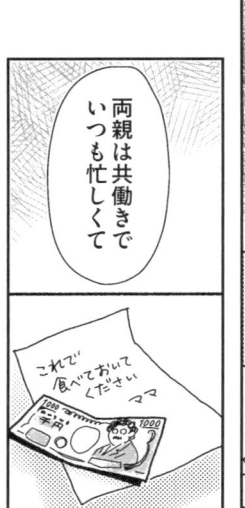

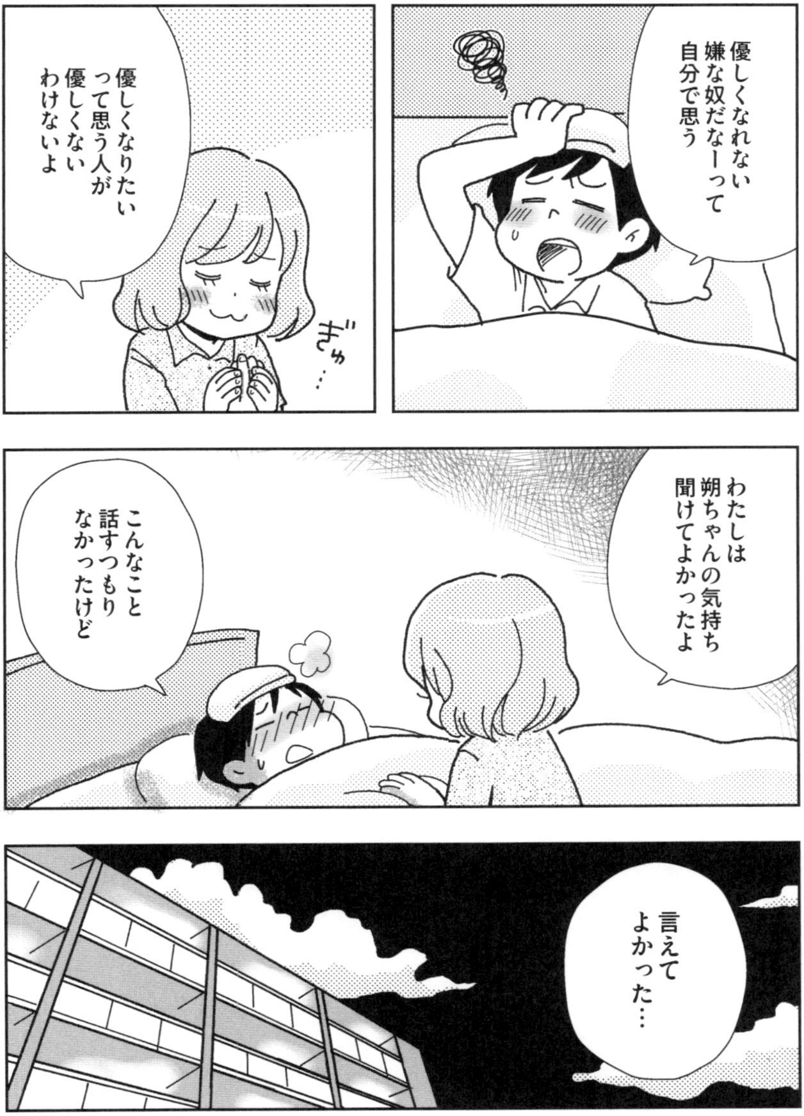
優しくなれない
嫌な奴だなーって
自分で思う
優しくなりたい
って思う人が
優しくない
わけないよ
ぎゅ…
わたしは
朔ちゃんの気持ち
聞けてよかったよ
こんなこと
話すつもり
なかったけど
言えて
よかった…

コラム6　愛着の傷を修復するための最初の一歩

愛着障害の人の多くが、未解決の愛着の傷を抱えています。心を凍りつかせることでそれに向き合うことを避けている回避型も、見捨てられる不安が日々の生活を脅かしている不安型も、ほんとうの意味で安定したバランスのよい愛着スタイルを手に入れるためには、未解決の傷を修復する必要があるのです。

愛着の傷にはさまざまなものがあります。幼いころに親に捨てられたこと、親と死別したこと、親と離れ離れに暮らさなければならなかったこと、親から放っておかれたり虐待されたこと、親の離婚やけんかを目の当たりにしたこと、親が自暴自棄な振る舞いをしたり自殺を図ろうとしたこと、再婚などにより親の愛情が他の存在に奪われたこと、親が自分よりも他のきょうだいばかりをかわいがったこと、親からいつも否定されたこと、親の都合や期待ばかり押しつけられたことなどです。

愛着の傷を修復する過程は、それをただ自覚して認知的な修正を施せばいいという単純なものではありません。いきなり認知的な修正を行おうとしても、強いブロックがかかっているか、激しい抵抗が起きるかして、簡単に跳ねのけられてしまうことになりやすいからです。認知的な修正よりも、もっと大事なプロセスがあるのです。そのプロセスとは、幼いころに不足していたものを取り戻すことです。

愛着障害の修復過程に必要なのは、赤ちゃんのころからやり直すことです。私たちはよく「子どものころからやり直したい」とか「幼稚園からやり直してこい」などと口にしますが、そこには深い真実が含まれています。実際に、愛着障害を抱えた人が回復していく過程において、幼いころの状態や問題を順次再現しながら、児童期、思春期、青年期の段階と成長を遂げていくのを見せつけられ、驚かされることがあります。

愛着障害を抱えた人がよくなっていく過程で、「母親と枕を並べて寝たい」とか「抱っこしてほしい」と言い出すことがあります。それは、幼いころに得られなかった愛情を、今与えてもらうことで傷を癒そうとしているのです。

傷が回復するためには、まずこの状態が出現することが前提です。硬い皮で覆われていた心の傷も、皮が柔らかくなることで、修復を可能にするのです。

愛着の傷を修復するためには、安全基地を確保し、子どものころの不足を取り戻したり、周囲に受け入れられるといった共感的、体験的なプロセスと同時に、もう一つのプロセスが必要です。それは、**言葉を介した認知的なプロセス**です。これらが並行して進むことによって、修復までのプロセスはより盤石《ばんじゃく》なものとなります。

子どものころに傷ついた経験は、たいてい心の隅に押しやられ、はっきり言語化されないまま、もやもやとした記憶として心に巣くっています。そうした言語化の不十分な情動的記憶が、その人の心や行動を無意識のうちに支配し、ネガティブな反応や感情の暴走、乖離《かいり》を引き起こす原因になります。まず、そうした記憶を再び活性化することが必要です。

最初は断片的にしか思い出せなくとも、少しずつ語るのを、支える側は共感しながら受け止めます。いやな出来事の記憶をたどりながら、そのときどのような想いだったかを、その人の言葉で語ってもらうことが重要です。訊《たず》ねられても、すぐには言葉にならないことも多いでしょう。なぜなら、まだ一度も言語化されることなく、ただ傷ついた思いだけが、悲しみや怒りといった強い情動とともに渾然一体となって、心のなかに膿《うみ》の詰まった袋のような病巣を作っているからです。

必要なのは、その膿を外へ押し出すことであり、そのためには、そのとき味わった思いを、ネガティブな情動とともに吐き出す必要があります。

愛着障害の修復過程で、安全基地となる存在が重要なのは、自分の生い立ちや傷ついた体験と向き合い、封印してきた過去を整理し、統合し直す作業に、そうした存在の立ち合いと媒介が不可欠だからです。

その作業は、友人や恋人、パートナーを相手に行われることもあれば、カウンセラーの力を借りて行われることもあります。否定的なことを一切言わず、**丸ごと受け止めて大切にしてくれる存在に、自分の身に起きたことを、味わってきた想いとともに語りつくすこと**が重要です。実際、パートナーや恋人が安全基地となって受け止めた結果、安定していくケースも多いのです。

愛着障害に悩んだ有名人 6

夫の変わらぬ愛情の中で大作家となったマーガレット・ミッチェル

作家のマーガレット・ミッチェルは、不安型愛着を抱えた女性でした。再婚した夫は、父を早く亡くし苦学して新聞記者になった人物でしたが、母親の愛情を一身に受けて育った誠実な安定型愛着スタイルの持ち主でした。気まぐれなマーガレットに振り回されることもありましたが、夫は彼女に常に変わらぬ愛情を注ぎ続けたのです。そんな夫のもとでマーガレットは、次第に安定していきました。夫の助力があったからこそ、大長編小説『風と共に去りぬ』を書き上げることができたのです。

岡田先生

心やさしい心療内科
クリニックの先生。
心の悩みを抱えた患
者をたくさん診てお
り、アトリエに集う
人たちの人間関係の
悩みや生きづらさも、
何かと気にかけてく
れている。

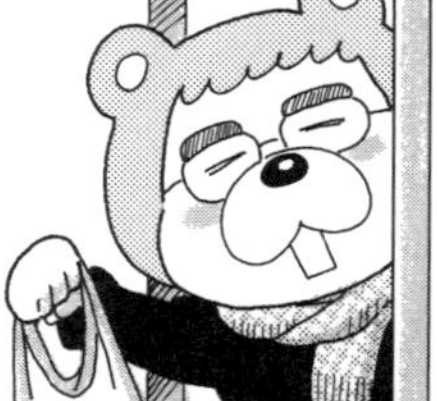

第7章

みんなそれぞれ違う「愛されたい」サイン

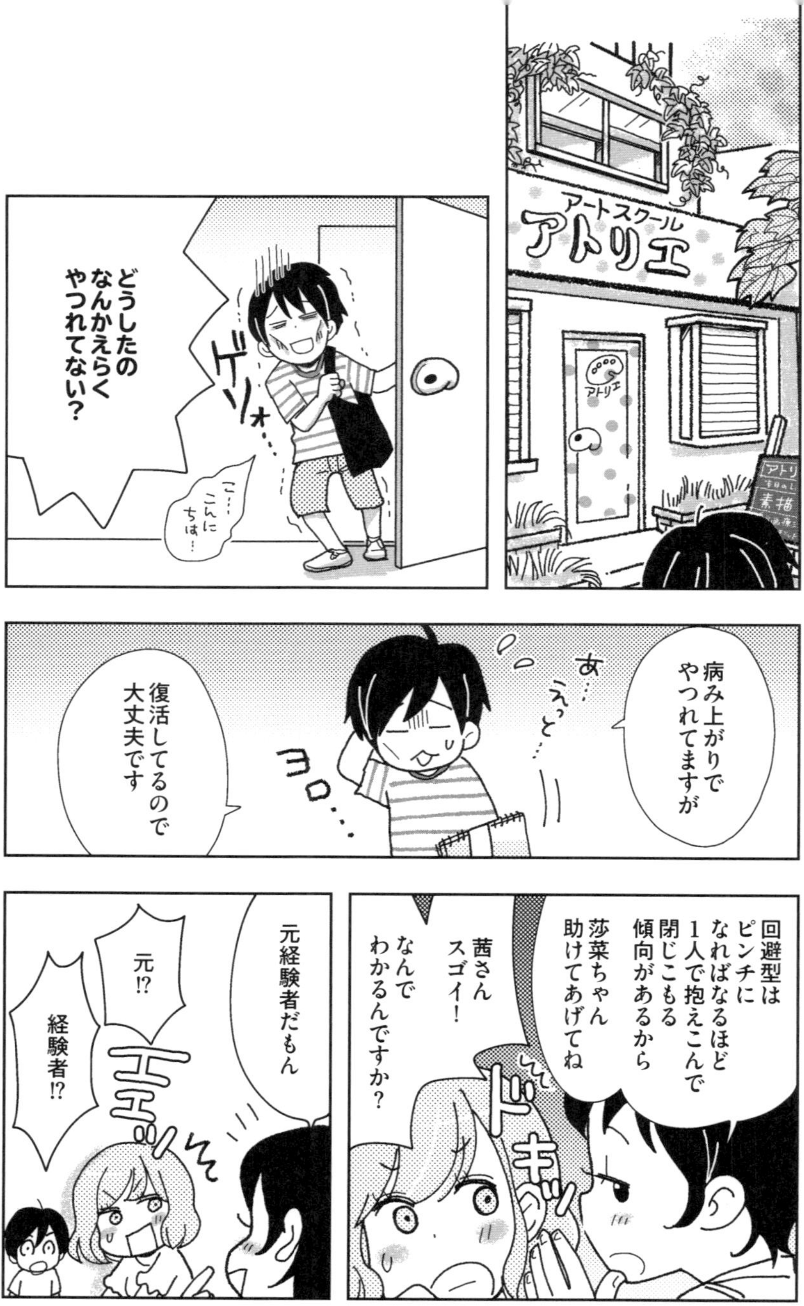
アートスクール
アトリエ
アトリエ
素描
どうしたの なんかえらく やつれてない？
ゲソォ…
こ…こんにちは…
病み上がりでやつれてますが
あ…えっと…
ヨロ…
復活してるので大丈夫です
回避型はピンチになればなるほど1人で抱えこんで閉じこもる傾向があるから莎菜ちゃん助けてあげてね
ドキッ
茜さんスゴイ！なんでわかるんですか？
元経験者だもん
エェッ
元⁉
経験者⁉

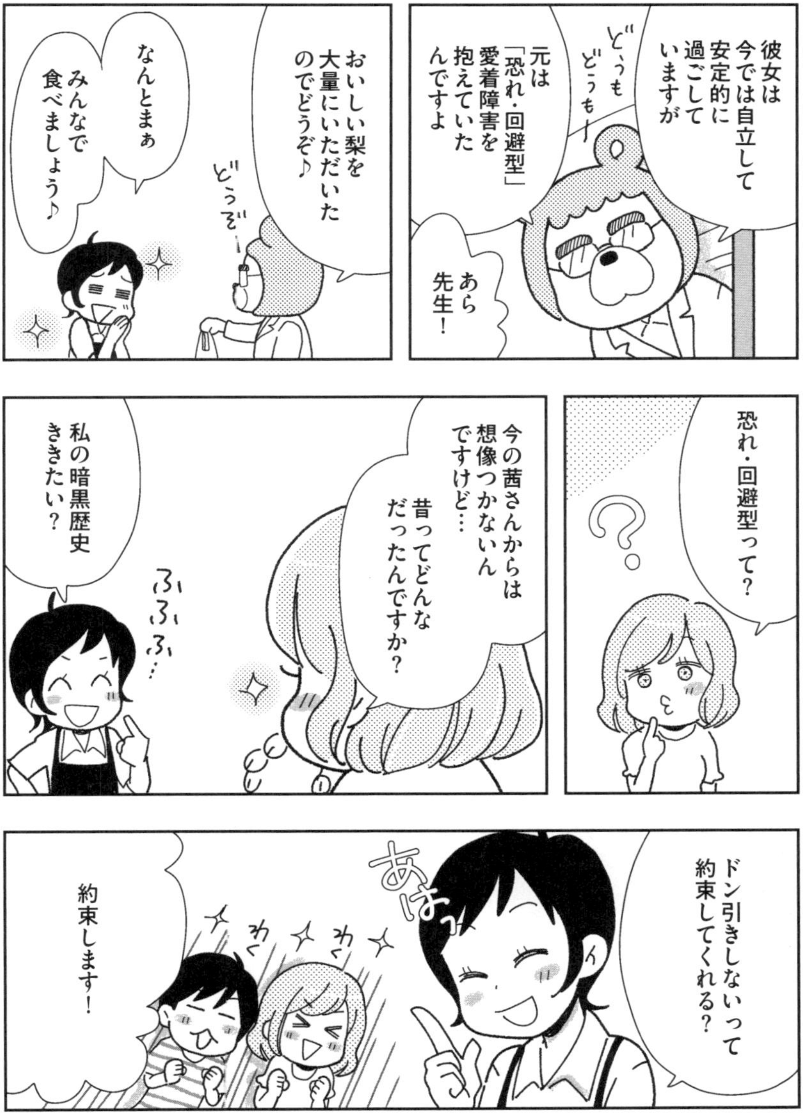

彼女は今では自立して安定的に過ごしていますが
どうもどうも—
元は「恐れ・回避型」愛着障害を抱えていたんですよ
あら先生！
おいしい梨を大量にいただいたのでどうぞ♪
どうぞ—
なんとまぁみんなで食べましょう♪
恐れ・回避型って？
今の茜さんからは想像つかないんですけど…
昔ってどんなだったんですか？
ふふふ…
私の暗黒歴史ききたい？
ドン引きしないって約束してくれる？
あはっ
わくわく
約束します！

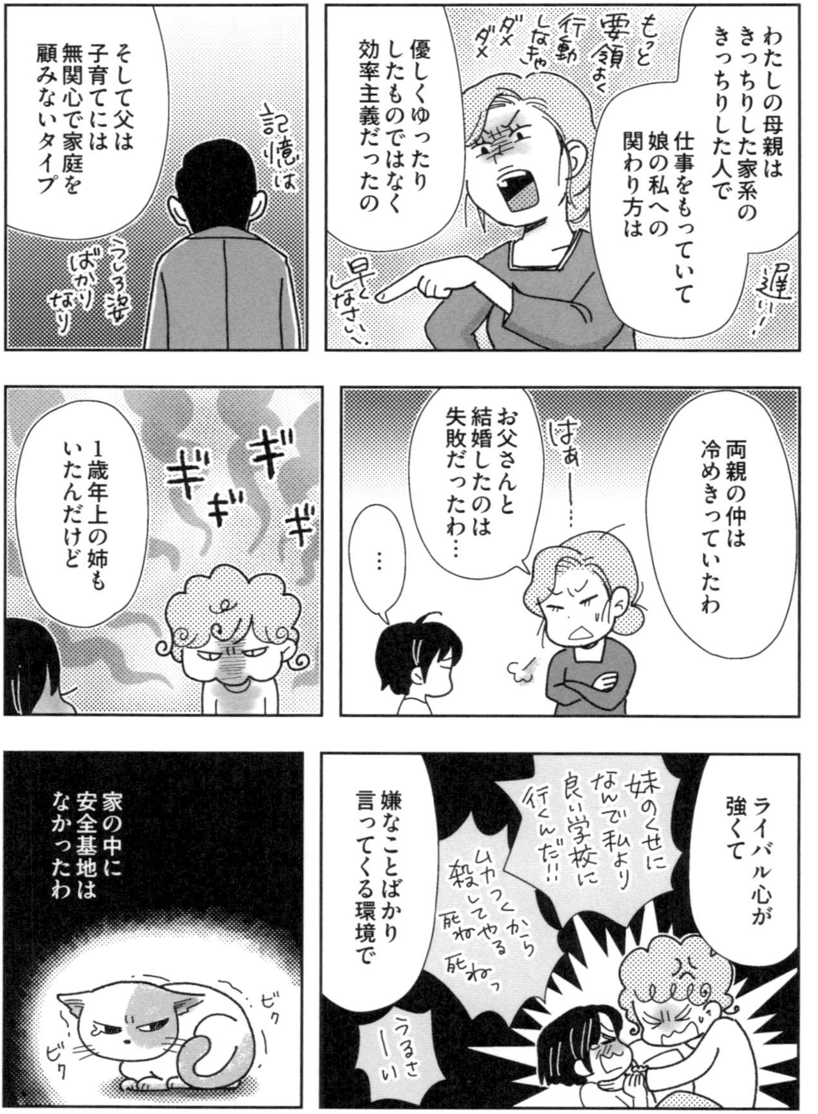
わたしの母親は きっちりした家系の きっちりした人で
仕事をもっていて 娘の私への 関わり方は
遅い!!
もっと要領よく 行動しなきゃ ダメダメ
早くしなさい〜
優しくゆったり したものではなく 効率主義だったの
記憶は
うしろ姿 ばかり なり
そして父は 子育てには 無関心で家庭を 顧みないタイプ
両親の仲は 冷めきっていたわ
はぁ――…
お父さんと 結婚したのは 失敗だったわ…
…
ギ ギ ギ ギ
1歳年上の姉も いたんだけど
ライバル心が 強くて
妹のくせに なんで私より 良い学校に 行くんだ!!
ムカつくから 殺してやる 死ねっ 死ね
嫌なことばかり 言ってくる環境で
うるさーい
家の中に 安全基地は なかったわ
ビク ビク

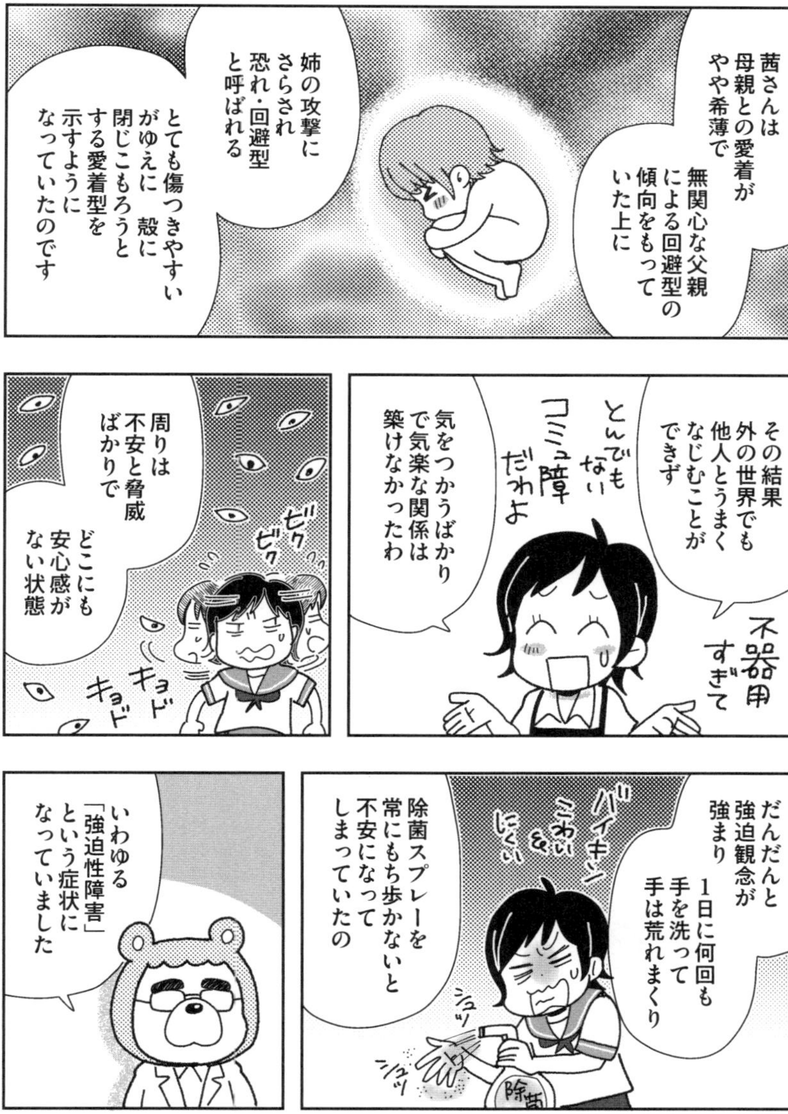
茜さんは母親との愛着がやや希薄で
無関心な父親による回避型の傾向をもっていた上に
姉の攻撃にさらされ恐れ・回避型と呼ばれる
とても傷つきやすいがゆえに 殻に閉じこもろうとする愛着型を示すようになっていたのです
その結果外の世界でも他人とうまくなじむことができず
とんでもないコミュ障だわよ
気をつかうばかりで気楽な関係は築けなかったわ
不器用すぎて
周りは不安と脅威ばかりで
どこにも安心感がない状態
ビクビク
キョドキョド
だんだんと強迫観念が強まり
1日に何回も手を洗って手は荒れまくり
バイキン
こわい
を
にくい
除菌スプレーを常にもち歩かないと不安になってしまっていたの
シュッ
シュッ
除菌
いわゆる「強迫性障害」という症状になっていました

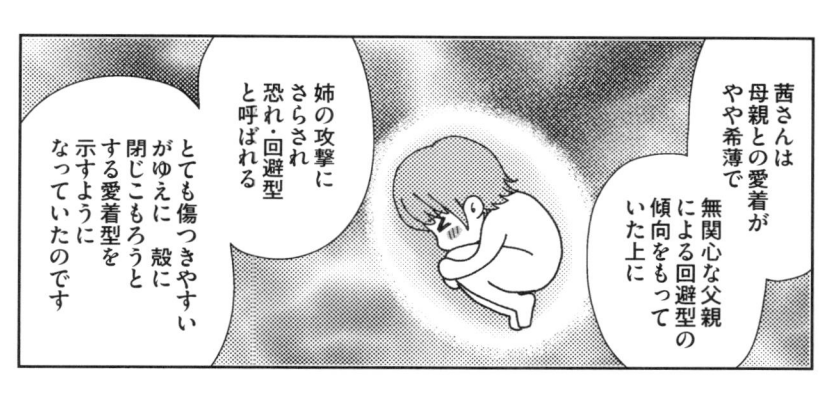

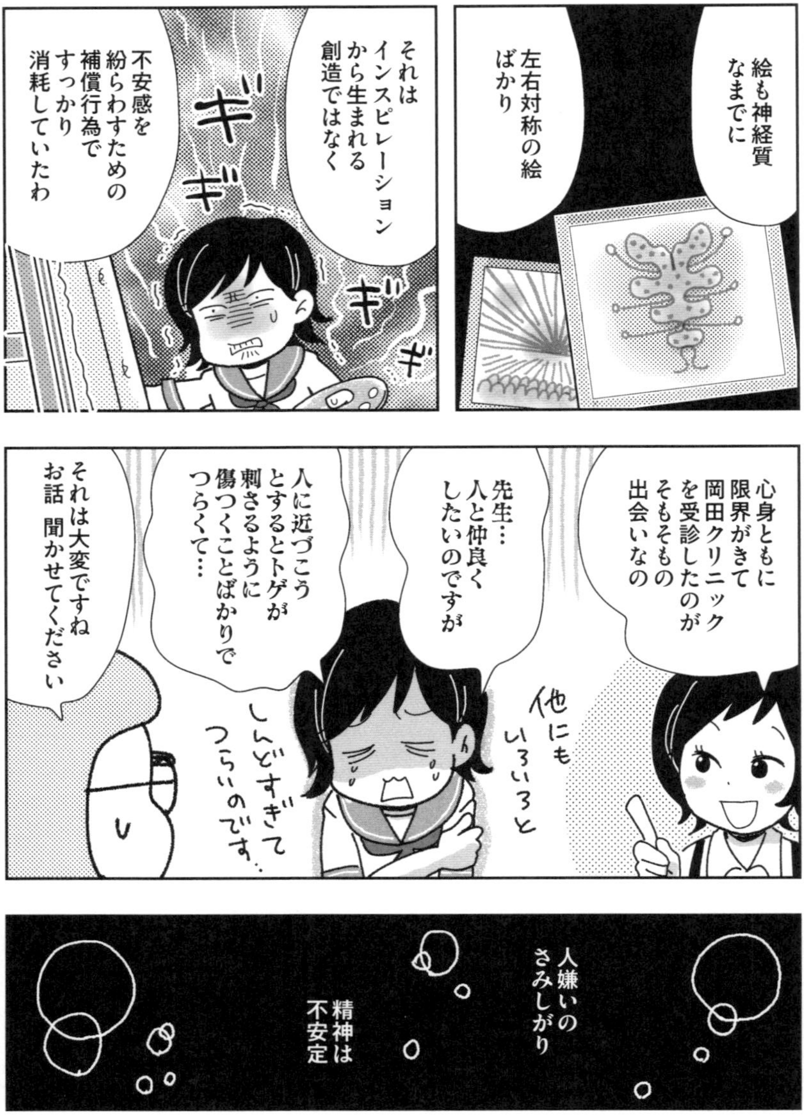
絵も神経質なまでに
左右対称の絵ばかり
それはインスピレーションから生まれる創造ではなく
ギ
ギ
ギ
ギ
不安感を紛らわすための補償行為ですっかり消耗していたわ
心身ともに限界がきて岡田クリニックを受診したのがそもそもの出会いなの
他にもいろいろと
先生…人と仲良くしたいのですが
人に近づこうとするとトゲが刺さるように傷つくことばかりでつらくて…
しんどすぎてつらいのです…
それは大変ですね お話 聞かせてください
人嫌いのさみしがり
精神は不安定

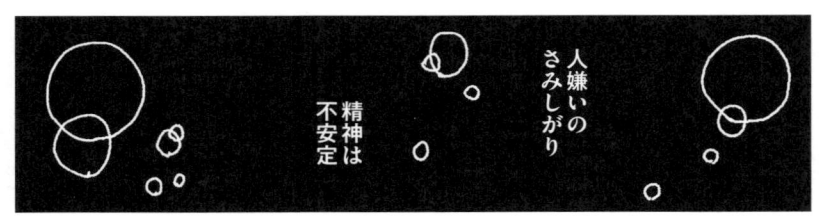

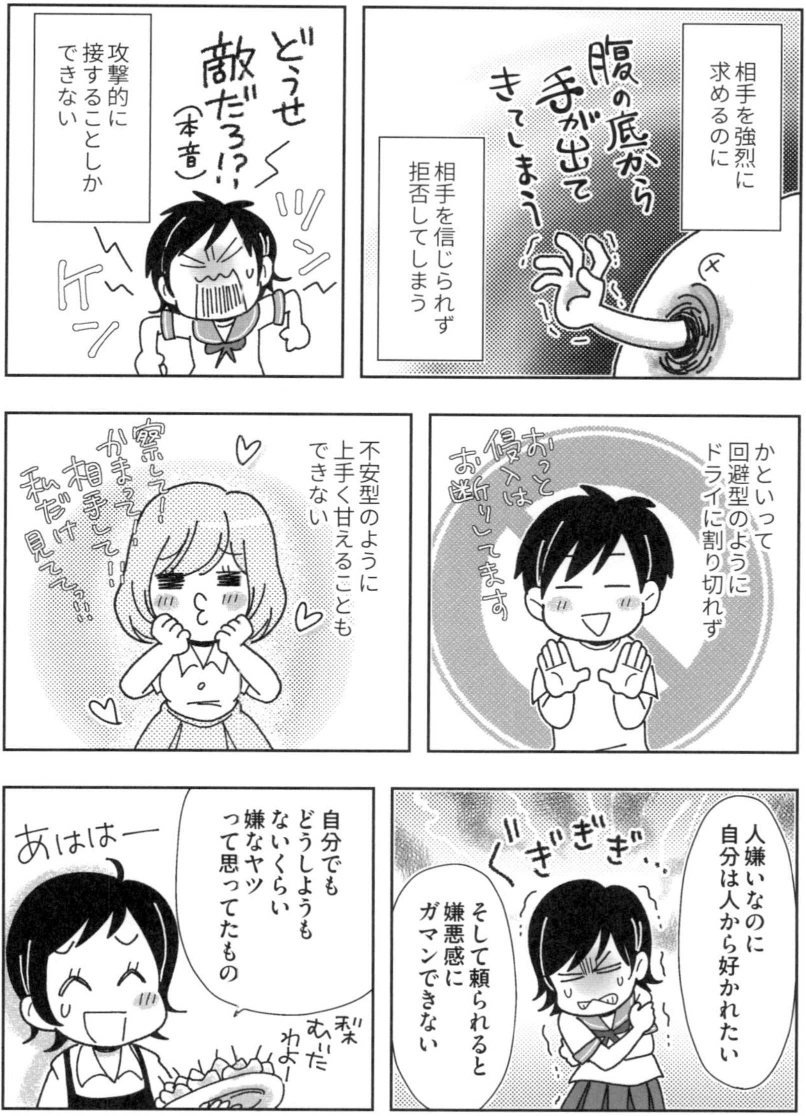
相手を強烈に求めるのに
腹の底から手が出てきてしまう〜
相手を信じられず拒否してしまう
どうせ敵だろ!?(本音)
攻撃的に接することしかできない
ツーン
ケーン
かといって回避型のようにドライに割り切れず
おっと侵入はお断りしてます
不安型のように上手く甘えることもできない
察して!かまえ!相手して!!私だけ見てて!!
人嫌いなのに自分は人から好かれたい
そして頼られると嫌悪感にガマンできない
ぎぎぎ…
自分でもどうしようもないくらい嫌なヤツって思ってたもの
あははー
梨むいたわよー

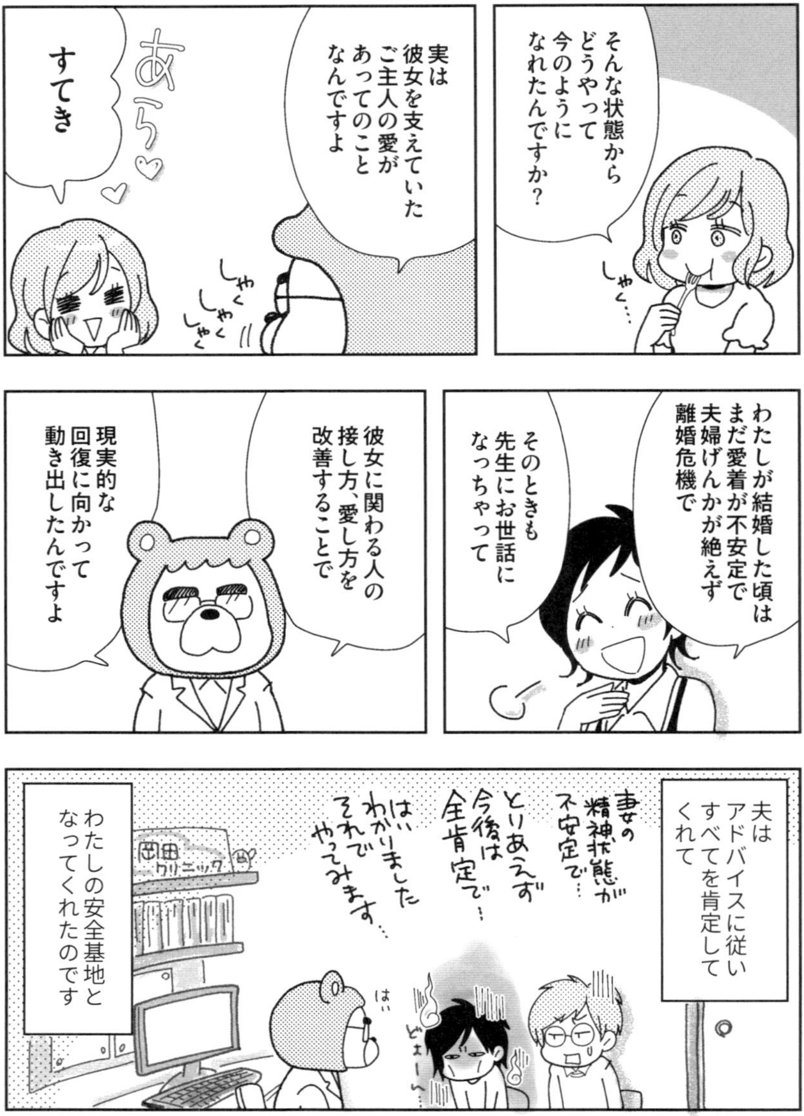
そんな状態から
どうやって
今のように
なれたんですか？
しゃく…
実は
彼女を支えていた
ご主人の愛が
あってのこと
なんですよ
しゃく しゃく しゃく
あら♡
すてき
わたしが結婚した頃は
まだ愛着が不安定で
夫婦げんかが絶えず
離婚危機で
そのときも
先生にお世話に
なっちゃって
彼女に関わる人の
接し方、愛し方を
改善することで
現実的な
回復に向かって
動き出したんですよ
夫は
アドバイスに従い
すべてを肯定して
くれて
妻の精神状態が不安定で…
とりあえず今後は全肯定で…
はい わかりました それで やってみます…
はい
どよーん…
岡田クリニック
わたしの安全基地と
なってくれたのです

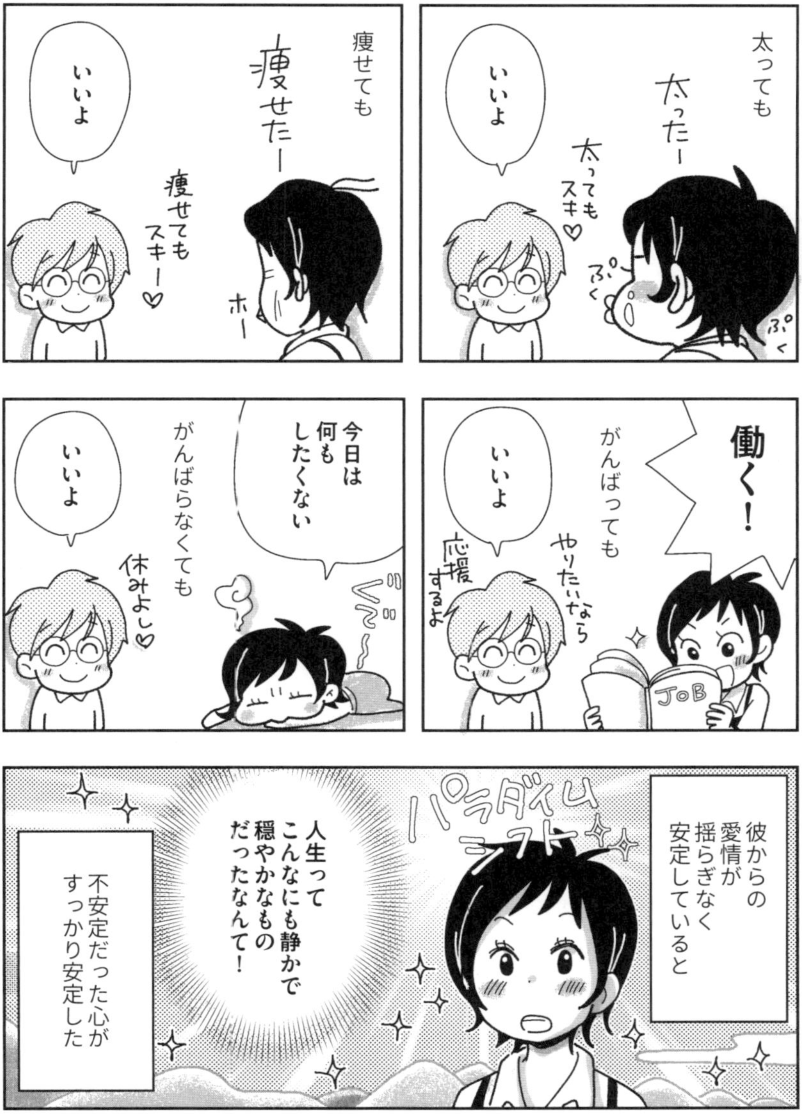
太っても
太ったー
太ってもスキ♡
いいよ
ぷく
ぷく
痩せても
痩せたー
痩せてもスキー♡
いいよ
ホー
働く！
がんばっても
やりたいなら
応援するよ
いいよ
JOB
今日は何もしたくない
がんばらなくても
休みよし♡
いいよ
ぐで〜
彼からの愛情が揺らぎなく安定していると
パラダイムシフト
人生ってこんなにも静かで穏やかなものだったなんて！
不安定だった心がすっかり安定した

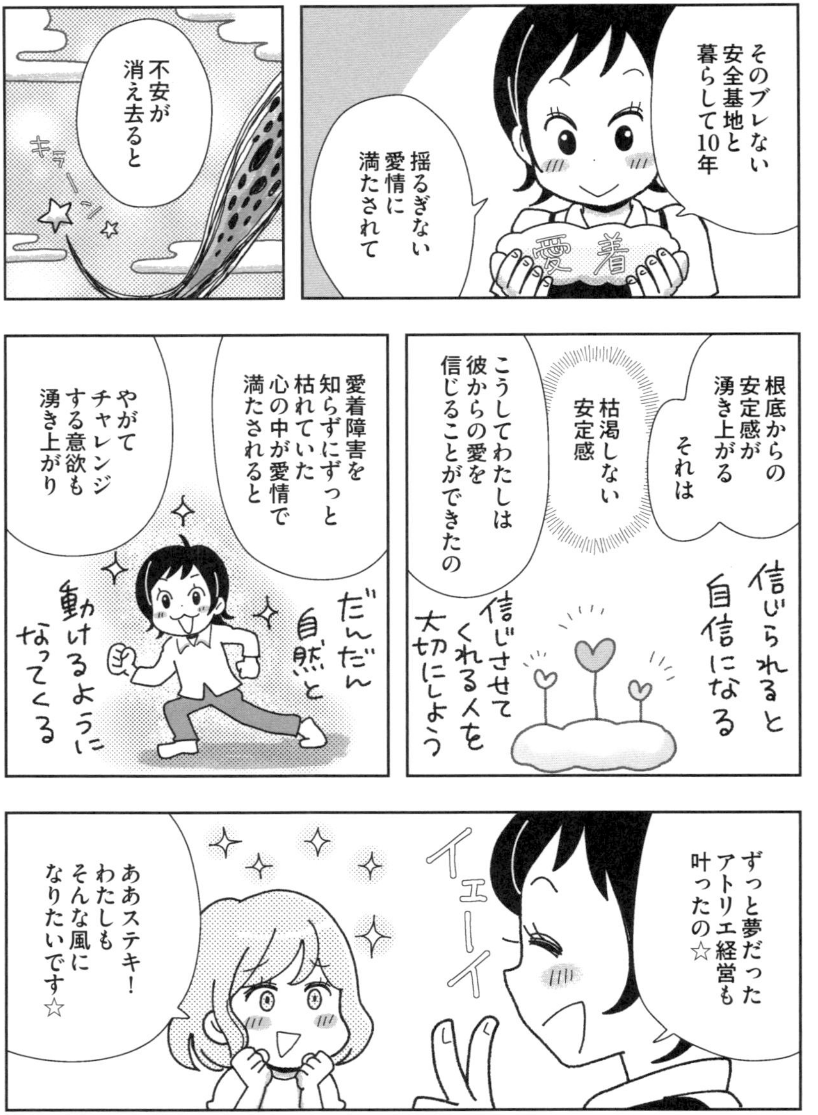
そのブレない安全基地と暮らして10年
揺るぎない愛情に満たされて
愛着
不安が消え去ると
キラーン
根底からの安定感が湧き上がる
それは
枯渇しない安定感
こうしてわたしは彼からの愛を信じることができたの
信じられると自信になる
信じさせてくれる人を大切にしよう
愛着障害を知らずにずっと枯れていた心の中が愛情で満たされると
やがてチャレンジする意欲も湧き上がり
だんだん自然と動けるようになってくる
ずっと夢だったアトリエ経営も叶ったの☆
イエーイ
ああステキ！わたしもそんな風になりたいです☆

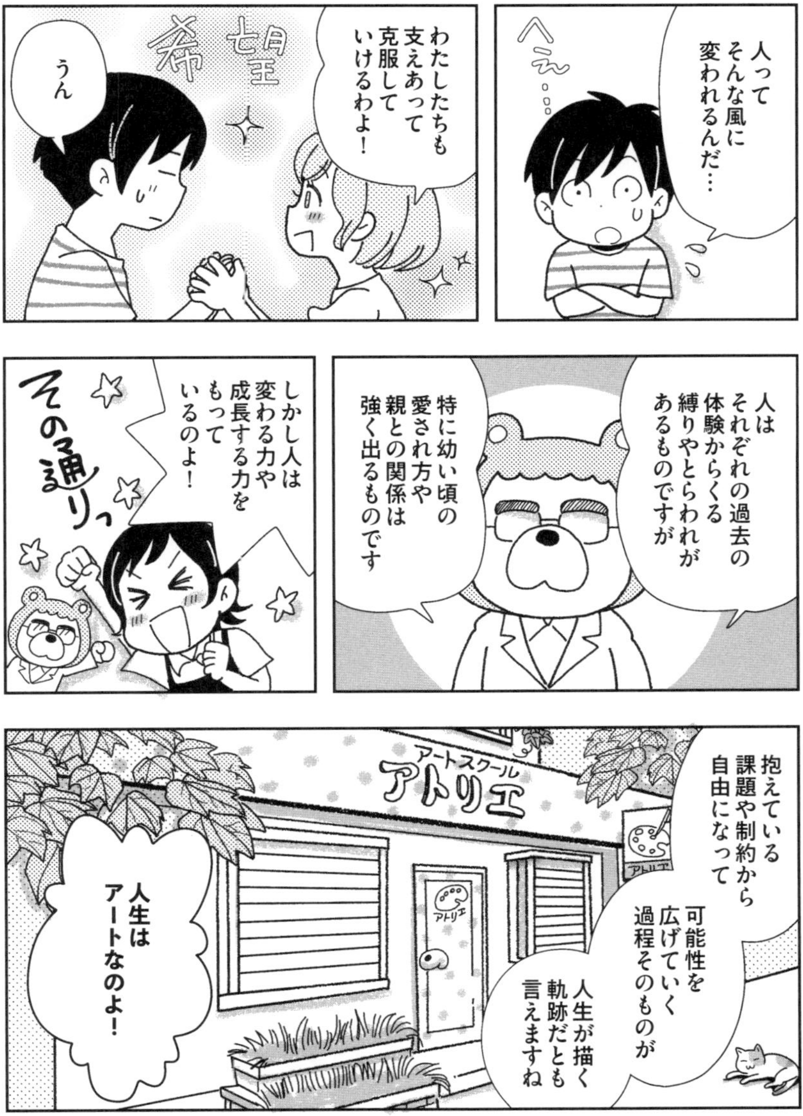
へぇ…
人って
そんな風に
変われるんだ…
わたしたちも
支えあって
克服して
いけるわよ！
希望
うん
人は
それぞれの過去の
体験からくる
縛りやとらわれが
あるものですが
特に幼い頃の
愛され方や
親との関係は
強く出るものです
しかし人は
変わる力や
成長する力を
もって
いるのよ！
その通りっ
アートスクール
アトリエ
抱えている
課題や制約から
自由になって
可能性を
広げていく
過程そのものが
人生が描く
軌跡だとも
言えますね
人生は
アートなのよ！

コラム7　「恐れ・回避型」と「混乱型」

コラム③で、愛着スタイルは、大きく分けて安定型（自律型）、不安型（とらわれ型）、回避型（愛着軽視型）の3つがあるとお話ししました。人によっては、これらのいくつかが合わさって表れていることもあります。なかでもよく見られるのは、不安型と回避型を同時にもつ人です。

愛着不安と愛着回避がいずれも強い愛着スタイルは、「恐れ・回避型」と呼ばれます。対人関係を避けて引きこもろうとする人間嫌いの面と、人の反応に敏感で、見捨てられ不安が強い面の両方を抱えているため、対人関係はより錯綜《さくそう》し、不安定なものになりやすいのです。一人でいると不安で、人と仲良くしたいと思うけれど、親密になることで強いストレスを感じたり傷ついてしまうという矛盾を抱えています。それは、人を信じたいのに信じられないというジレンマでもあります。

そのため恐れ・回避型には、**疑い深く、被害的認知に陥りやすい傾向**があります。自分をさらけ出すのが苦手でうまく自己開示できないけれど、その一方で、人に頼りたい気持ちも強い。不安型の人のように器用に甘えられない。さりとて、回避型の人のように超然とばかりもしていられない……。人間嫌いなのに、人と関わり、相手を信じようとするばかりに、そこで傷つくことも多いのです。しかも、親しい関係になって、相手を求めたい気持ちが強くなるほど、うまくいかなくなるのです。相手の些細な行動も、自分をないがしろにしているように受け取ってしまい、信じられなくなってしまうからです。

恐れ・回避型の傷つきやすさや不安定さは、養育者との関係において深く傷ついた体験に由来していることが多いものです。また愛着の傷を引きずり続けている未解決型の人もいます。今も傷口が閉じないまま、クレバスのように裂け目を露出させている状態であり、不安定な構造が表面にまで口を開いています。些細なきっかけで不安定な状態がぶり返し、**混乱型（無秩序型）**の状態に舞い戻ってしまうのです。

混乱型は、虐待された子どもに典型的に見られるもので、愛着対象との関係が非常に不安定で、予測がつかない状況に置かれたことで、一定の対処戦略を確立することができないでいるものです。年齢とともに対処戦略を確立して一定の愛着スタイルをもつようになるのですが、別離体験や孤立的状況などにより、愛着不安が高まったり、愛着の傷が再び活性化すると、混乱型の状態に戻ってしまうことがあります。**境界型**

パーソナリティー障害は、愛着という観点で見れば、混乱型に逆戻りした状態だといえるのです。混乱にのみ込まれると、情緒的に不安定になるだけでなく、一過性の精神病状態を呈することもあります。

多くの精神科の治療家や心理療法家が、痛いほど経験してきたことですが、難しいケースほどカウンセリングや通常の認知行動療法ではなかなか効果が得られにくいのです。それればかりか、逆に悪化したり、治療者と患者の関係がこじれたり、決裂してしまうことも珍しくありません。

しかし、そこに愛着という観点を導入すれば、状況はもう少し見えやすくなります。安定型の愛着スタイルなら通常の精神療法が効果を発揮しますが、愛着の障害が深刻であるほど、カウンセリングや通常の認知行動療法が機能しないのです。

その人の感情や行動をすべている認知的プログラムを修正するにしても、愛着障害のケースでは、そこにアクセスすることが容易ではありません。プログラムを修正するためには、まず通過しなければならない関門があります。その関門を開けるカギが愛着であり、安定した愛着が成立しない限り、プログラムの修正も起きません。

優れた臨床家は、精神分析であれ、認知（行動）療法であれ、他の心理療法であれ、この関門を開け、それを維持する何かをもっています。それは、こうした治療の方法とは別の何かです。治療の本体とされる部分ではなく、もっと無意識的に行われる、原初的なプロセスです。

実はこの部分にこそ、治療がうまくいくかどうかの秘密が隠されています。専門家でなくても、**人を癒し回復させていく能力を持っている人は、その秘密を体得しています。それは、彼らが成長する中で、あるいは、人を回復させる試みの中で、いつのまにか身につけたものなのです。それこそが、愛着の傷を癒すのです。**

愛着障害に悩んだ有名人 7

妻に支えられて後世に残る仕事をしたジャン‐ジャック・ルソー

『社会契約論』『エミール』『告白録』などで後世に多大な影響を与えたジャン‐ジャック・ルソーは、生まれてすぐ母を亡くしました。父はルソーを溺愛しましたが、母親の愛情の欠如を補うことはできませんでした。不安型のルソーは誰かれなく人に甘え、そのためにうっとうしがられて孤立していったのです。妻は無学で字も読めませんでしたが、いつもそばにいて彼を支えました。妻はルソーにとって最後の安全基地であり、そのおかげで彼はどんな逆境でも絶望せず、創造的な人生を送ることができたのです。

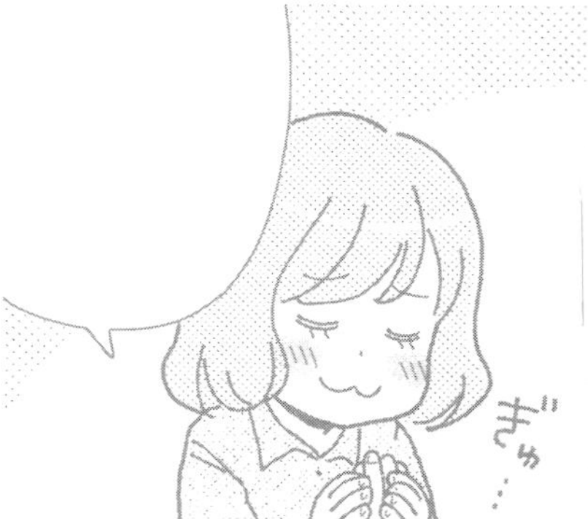
ぎゅ…

第8章

幸福をもたらす「安全基地」

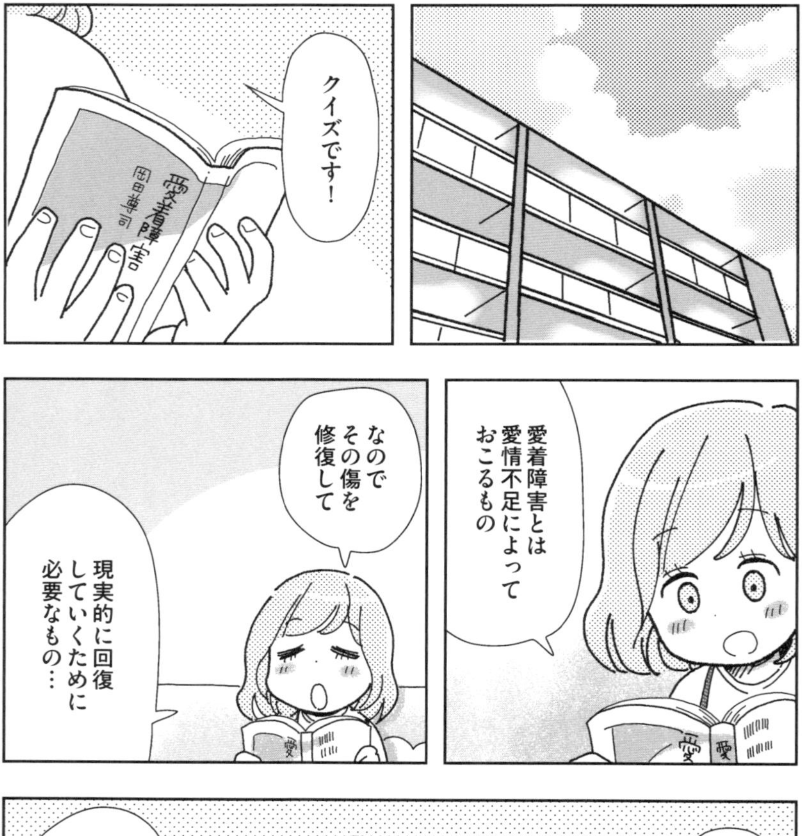
クイズです！
愛着障害
岡田尊司
愛着障害とは愛情不足によっておこるもの
なのでその傷を修復して
現実的に回復していくために必要なもの…
それはなんだと思う？
んー…何かしらのテクニックとかメソッドとか？

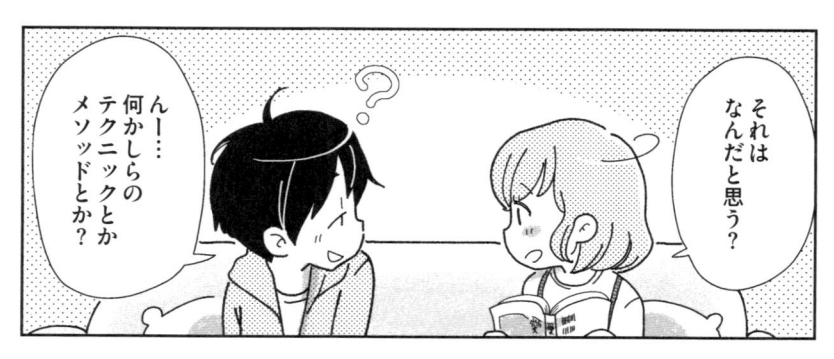

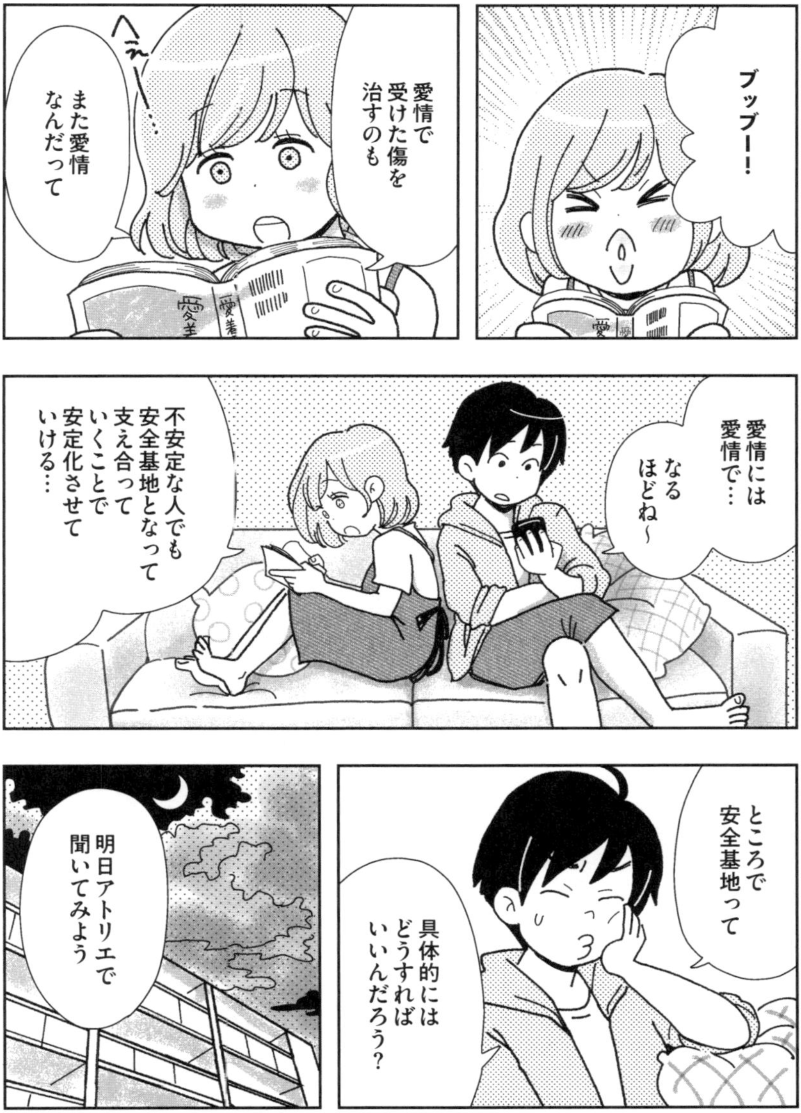
ブッブー！
愛情で受けた傷を治すのも
また愛情なんだって
へぇ〜…
愛情には愛情で…
なるほどね〜
不安定な人でも安全基地となって支え合っていくことで安定化させていける…
ところで安全基地って
具体的にはどうすればいいんだろう？
明日アトリエで聞いてみよう

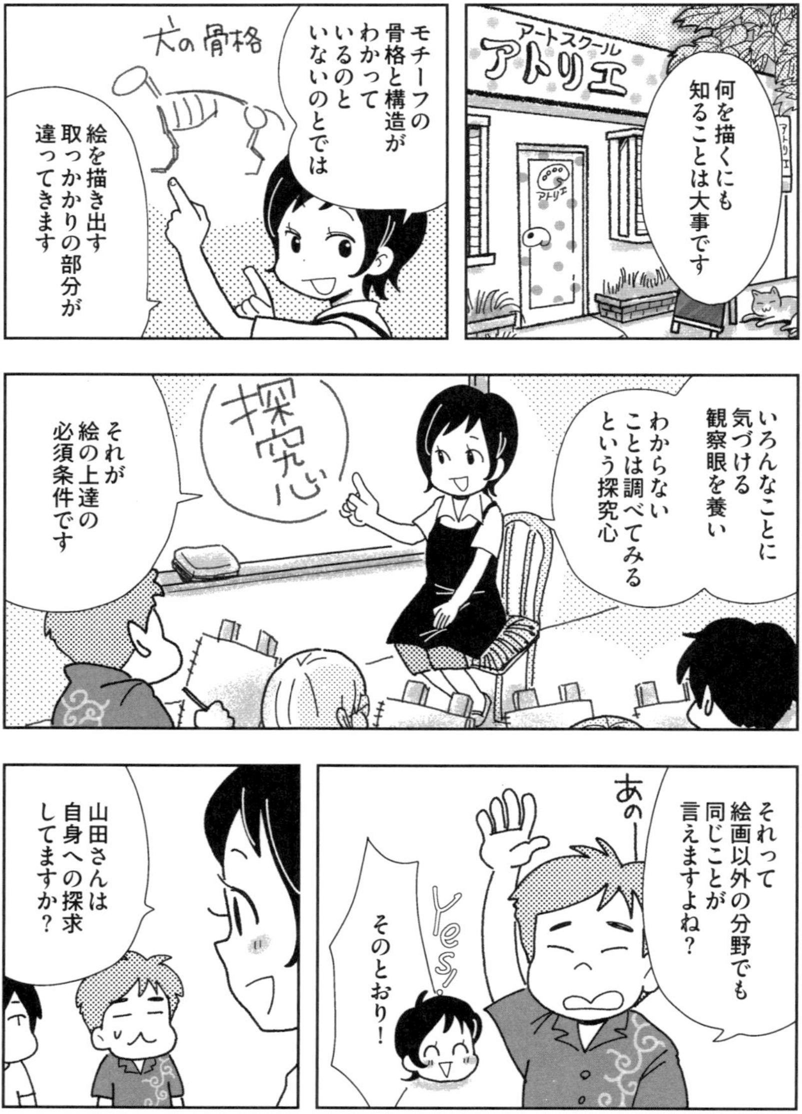
アートスクール
アトリエ
アトリエ
何を描くにも知ることは大事です
モチーフの骨格と構造がわかっているのといないのとでは
犬の骨格
絵を描き出す取っかかりの部分が違ってきます
いろんなことに気づける観察眼を養い
わからないことは調べてみるという探究心
探究心
それが絵の上達の必須条件です
あのー
それって絵画以外の分野でも同じことが言えますよね？
Yes!
そのとおり！
山田さんは自身への探求してますか？

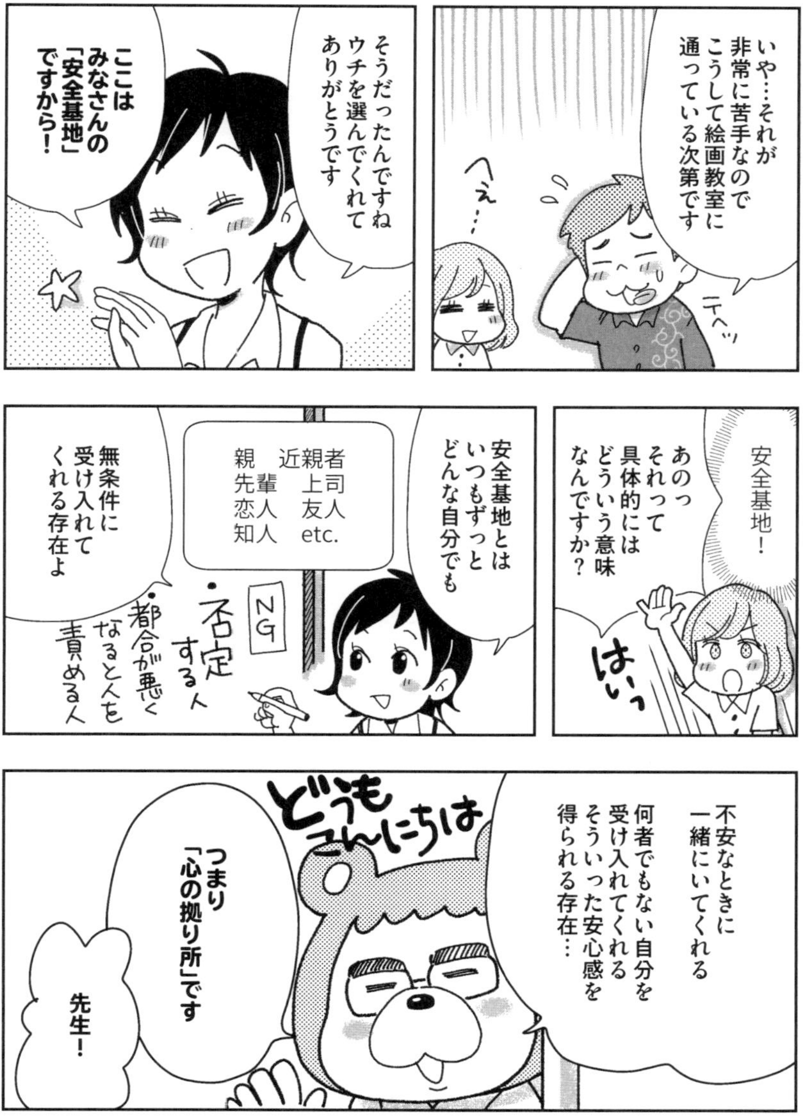
いや…それが 非常に苦手なので こうして絵画教室に 通っている次第です
テヘッ
へぇ…
そうだったんですね ウチを選んでくれて ありがとうです
ここは みなさんの「安全基地」ですから！
安全基地！
あのっ それって 具体的には どういう意味 なんですか？
はいっ
安全基地とは いつもずっと どんな自分でも
無条件に 受け入れて くれる存在よ
親 近親者 先輩 上司 恋人 友人 知人 etc.
NG
・否定する人
・都合が悪くなると人を責める人
不安なときに 一緒にいてくれる 何者でもない自分を 受け入れてくれる そういった安心感を 得られる存在…
どうもこんにちは
つまり「心の拠り所」です
先生！

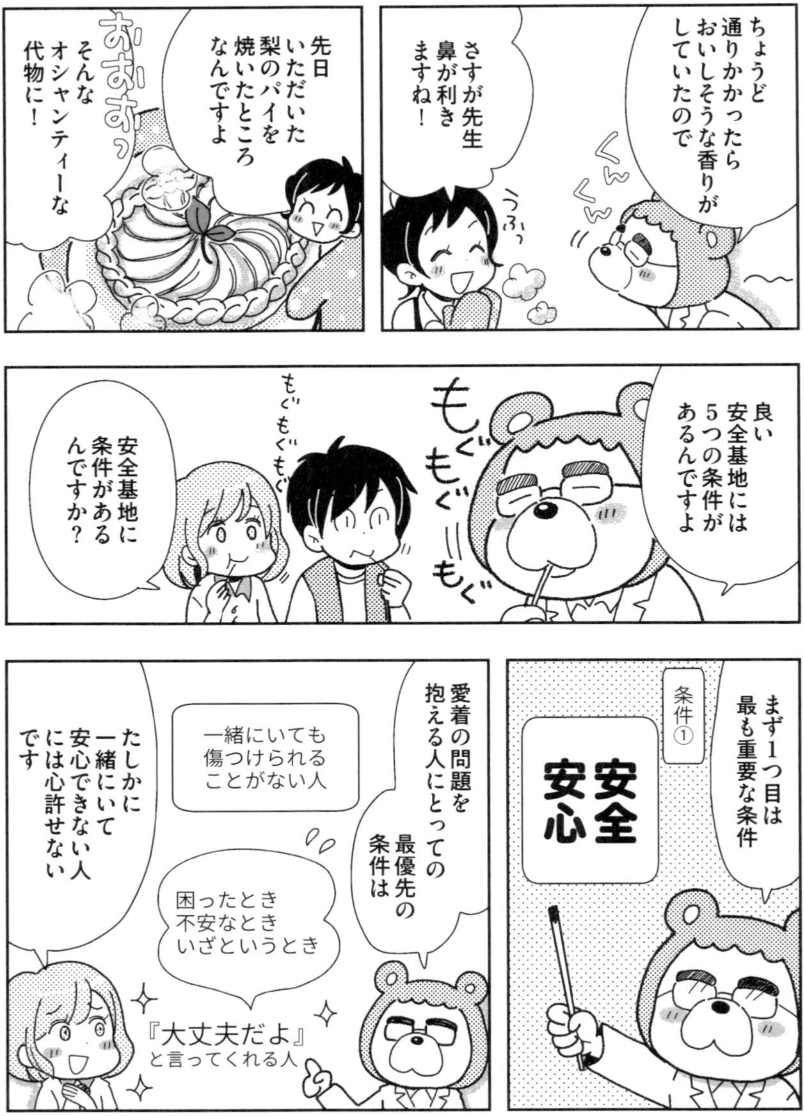
ちょうど通りかかったらおいしそうな香りがしていたので
くんくん
さすが先生鼻が利きますね！
うふっ
先日いただいた梨のパイを焼いたところなんですよ
おおおっ
そんなオシャンティーな代物に！
良い安全基地には5つの条件があるんですよ
もぐもぐもぐもぐ
もぐもぐもぐ
安全基地に条件があるんですか？
まず1つ目は最も重要な条件
条件①
安全安心
愛着の問題を抱える人にとっての最優先の条件は
一緒にいても傷つけられることがない人
困ったとき不安なときいざというとき
『大丈夫だよ』と言ってくれる人
たしかに一緒にいて安心できない人には心許せないです

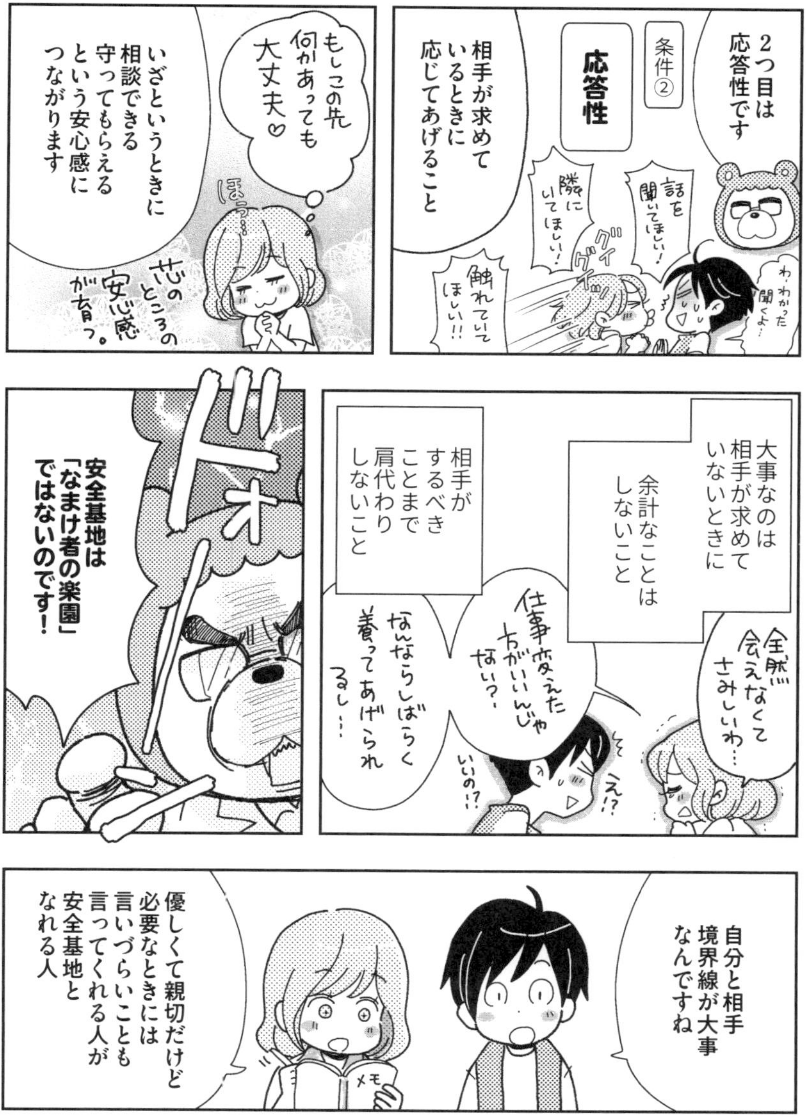
2つ目は
応答性です
条件②
応答性
相手が求めて
いるときに
応じてあげること
話を聞いてほしい！
隣にいてほしい！
グイグイ
触れていてほしい!!
わ、わかった聞くよ…
もしこの先
何かあっても
大丈夫♡
ほっ…
いざというときに
相談できる
守ってもらえる
という安心感に
つながります
芯のところの安心感が育つ。
大事なのは
相手が求めて
いないときに
余計なことは
しないこと
全然会えなくてさみしいわ…
仕事変えた方がいいんじゃない？
えっ!?
いいの!?
相手が
するべき
ことまで
肩代わり
しないこと
なんならしばらく養ってあげられるし…
ドオ
安全基地は
「なまけ者の楽園」
ではないのです！
自分と相手
境界線が大事
なんですね
優しくて親切だけど
必要なときには
言いづらいことも
言ってくれる人が
安全基地と
なれる人
メモ

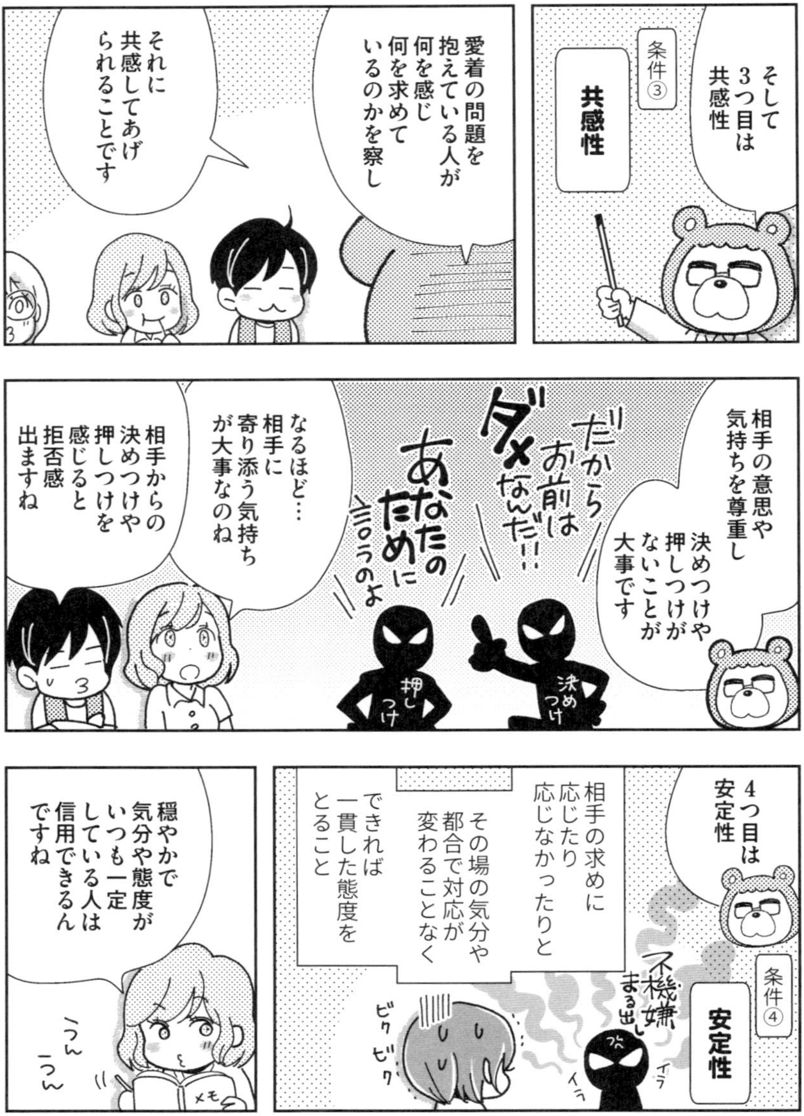
そして3つ目は共感性
条件③
共感性
愛着の問題を抱えている人が何を感じ何を求めているのかを察し
それに共感してあげられることです
相手の意思や気持ちを尊重し
決めつけや押しつけがないことが大事です
だからお前はダメなんだ!!
決めつけ
あなたのために言うのよ
押しつけ
なるほど…相手に寄り添う気持ちが大事なのね
相手からの決めつけや押しつけを感じると拒否感出ますね
4つ目は安定性
条件④
安定性
相手の求めに応じたり応じなかったりと
その場の気分や都合で対応が変わることなく
できれば一貫した態度をとること
不機嫌まる出し
イラ
イラ
ビクビク
穏やかで気分や態度がいつも一定している人は信用できるんですね
うんうん
メモ

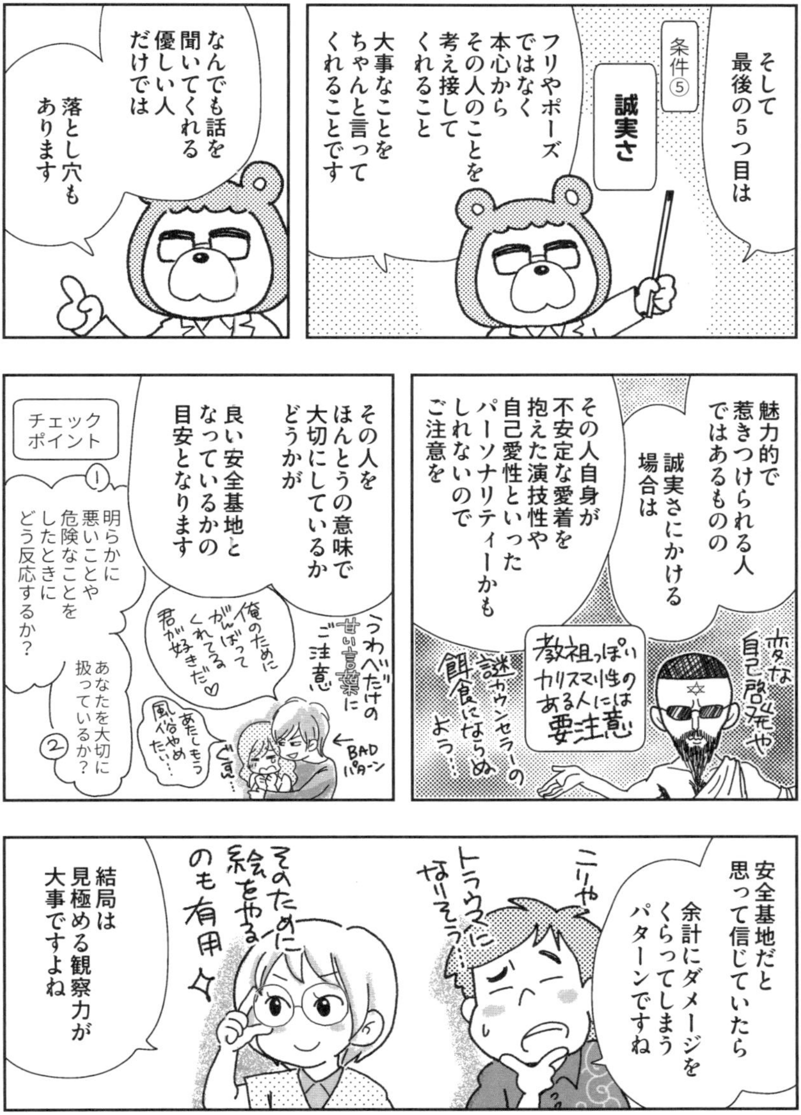
そして
最後の5つ目は
条件⑤
誠実さ
フリやポーズではなく本心からその人のことを考え接してくれること
大事なことをちゃんと言ってくれることです
なんでも話を聞いてくれる優しい人だけでは
落とし穴もあります
魅力的で惹きつけられる人ではあるものの
誠実さにかける場合は
その人自身が不安定な愛着を抱えた演技性や自己愛性といったパーソナリティーかもしれないのでご注意を
変な自己啓発や
教祖っぽいカリスマ性のある人には要注意
謎カウンセラーの餌食にならぬよう…
その人をほんとうの意味で大切にしているかどうかが
良い安全基地となっているかの目安となります
チェックポイント
①明らかに悪いことや危険なことをしたときにどう反応するか?
②あなたを大切に扱っているか?
うわべだけの甘い言葉にご注意
俺のためにがんばってくれてるの君が好きだ♡
あたしもう風俗やめたい…
ぐすん…
←BADパターン
安全基地だと思って信じていたら
余計にダメージをくらってしまうパターンですね
こりゃ…
トラウマになりそう…
そのために絵をやるのも有用
結局は見極める観察力が大事ですよね

コラム8 「安全基地」となる5つの条件

よい安全基地となるためには、何が大事なのでしょうか。その条件は5つあります。まず**1つ目は「安全感を保証する」こと**です。これがもっとも重要なのはいうまでもありません。愛着の問題を抱える人にとって、一緒にいても傷つけられることがないことが、最優先されるべき安全基地の条件です。

2つ目は「応答性」です。相手が求めているときに、応じてあげることです。それは、いざというときに「相談できる」「守ってもらえる」という安心感につながります。相手が求めていないことや、求めていないときに余計なことをするのも、応答性から外れています。相手の主体性と同時に、責任を侵害しないことも大事です。相手がするべきことまで肩代わりすることは極力避けなければなりません。なんでも頼りきって依存できる場所が安全基地ではないのですから。ただ、相手が傷つき弱っているときに、一時的に甘えを許すのはいいでしょう。

3つ目は「共感性」です。愛着の問題を抱える人が何を感じ、何を求めているのかを察し、それに共感することです。感受性が乏しいと、相手の気持ちがわからないばかりか、無神経なことを口にして逆に相手を傷つけたり、とんちんかんな対応ばかりしてしまい、ありがた迷惑な状況を招いてしまうことにもなりかねません。

応答性も共感性も、基本は受け身です。主役は本人であり、支える側ではありません。自分のほうがすぐに主役になってしまう人は、よい安全基地にはなりにくいのです。もちろん、本人が心の中で求めていることを言い出せないときに、それを察してさりげなく手を差し伸べることは必要です。

4つ目は「安定性」です。相手の求めに応じたり応じなかったりと、その場の気分や都合で対応が変わるのではなく、できるだけ一貫した対応を取ります。

そして最後の**5つ目は「誠実さ」**です。誠実さとは、相手を一人の人間として本心から大切にする姿勢です。誠実さは、相手の気持ちも尊重しつつ、必要なときには、相手の意に反することも言えることです。それはズケズケ言いたいことを言うことではありません。これまでの4つの条件をクリアしたうえで、本当に大切なことを伝えられる存在。それが、真の安全基地だといえるでしょう。

誠実に向かい合ってもらえ、何でも話せる人をもつことが、心身の健康を守るためにも愛着障害の克服にも必要です。家族、友人、恋人、パートナー、教師、宗教指導者、カウンセラーといった専門家など、誰でもいいのです。傷つけられたり説教されたり、秘密を洩らされたりする心配なく、何でも話せる人をもつことが、それを媒介として変化を生み出す第一歩です。

手近に安全基地となる存在をまったくもたない人もいるでしょう。そうした人にとって、本やインターネットのサイトが、仮の安全基地となっていることも多いのです。自分を表現し、それに対して応答してもらえるブログやチャットは、安全基地となる要素を備えています。ただ、そこで傷つけられる危険もひそんでいます。

愛着障害の克服においては、**自分のことを何でも話せる人との出会いがきわめて重要**になります。そういう人が安全基地として機能しているなら、語ること自体から大きな癒しが生じるばかりでなく、語ることによってそれまで断片的にバラバラだったものが、統合され、傷やゆがみが修復されていくプロセスが始まるのです。

しかし、相手が十分に安全基地となっていなかったり、愛着の傷が深い場合、自分のことを打ち明けるのは、相手に対する不安や疑念をかきたて、逆に不安定になったり、再び殻を閉じてしまうことにつながりかねません。

愛着不安の強い人は、一度に何もかも話さずにはいられない衝動にかられ、性急な告白をしてしまいがちです。しかし、それは自分の恥部だけを相手に見せるようなもので、相手を面食らわせ、対等な関係を築くのを妨げてしまいます。

逆に回避型の人は、自分を開示することに慎重になりすぎ、すっかりお膳立てが整っているのに、一歩足を踏みだせないことにもなりやすいのです。そんな態度から、相手のことなど求めていないと解釈され、すれ違いに終わってしまうこともあります。しかし、気長に寄り添い続けることで、回避型の人も、いつの間にか安全基地として受け入れていることも多いのです。安全基地となり続けるように努めることが、何よりも大事です。

愛着障害に悩んだ有名人 8

実の妹を安全基地としたスティーブ・ジョブズ

アップル社を創業したスティーブ・ジョブズは、生まれてすぐ養子に出されました。彼は非常に多動で反抗的、戦闘的で傍若無人だったといいます。彼は繰り返し私立探偵に実の両親を探させ、見つかった妹を手掛かりに、実の母と再会します。彼は妹と親友となり、支えと感じるようになっていきます。やがて彼は少しずつ安定していき、魅力的な人物としてカリスマ性を発揮していくようになりました。

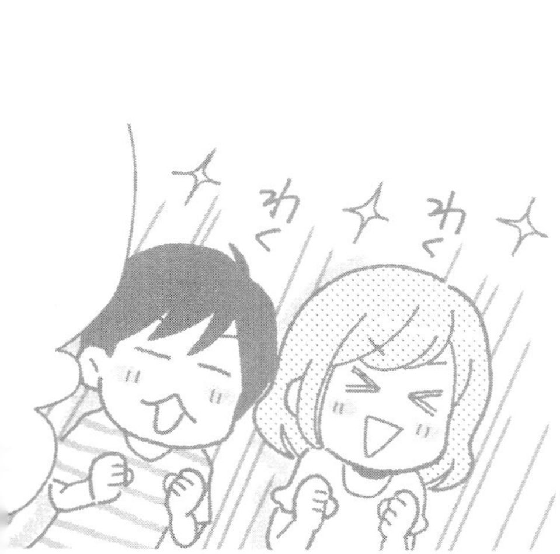
わく
わく

第9章

愛着障害の克服のために

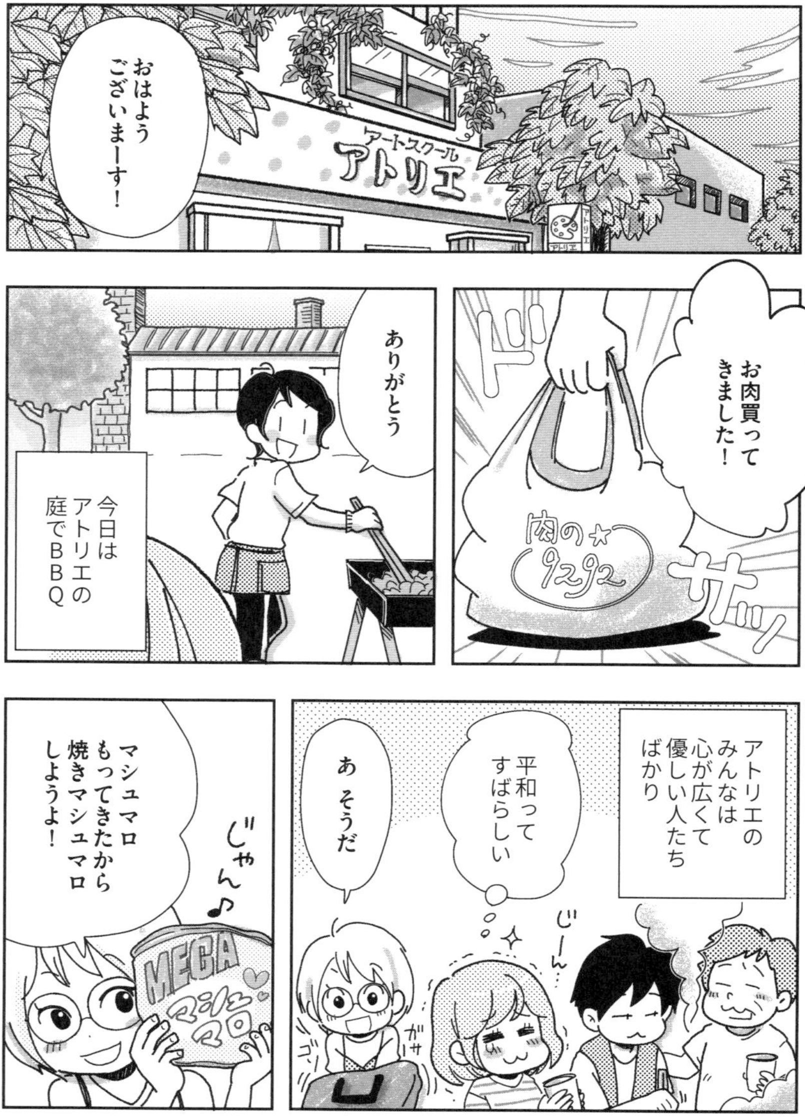
おはようございまーす!
アートスクール
アトリエ
お肉買ってきました!
ドッ
サッ
肉の☆9292
ありがとう
今日はアトリエの庭でBBQ
アトリエのみんなは心が広くて優しい人たちばかり
平和ってすばらしい
じーん…
あ そうだ
ガサ
ゴソ
じゃん♪
マシュマロもってきたから焼きマシュマロしようよ!
MEGA
マシュマロ

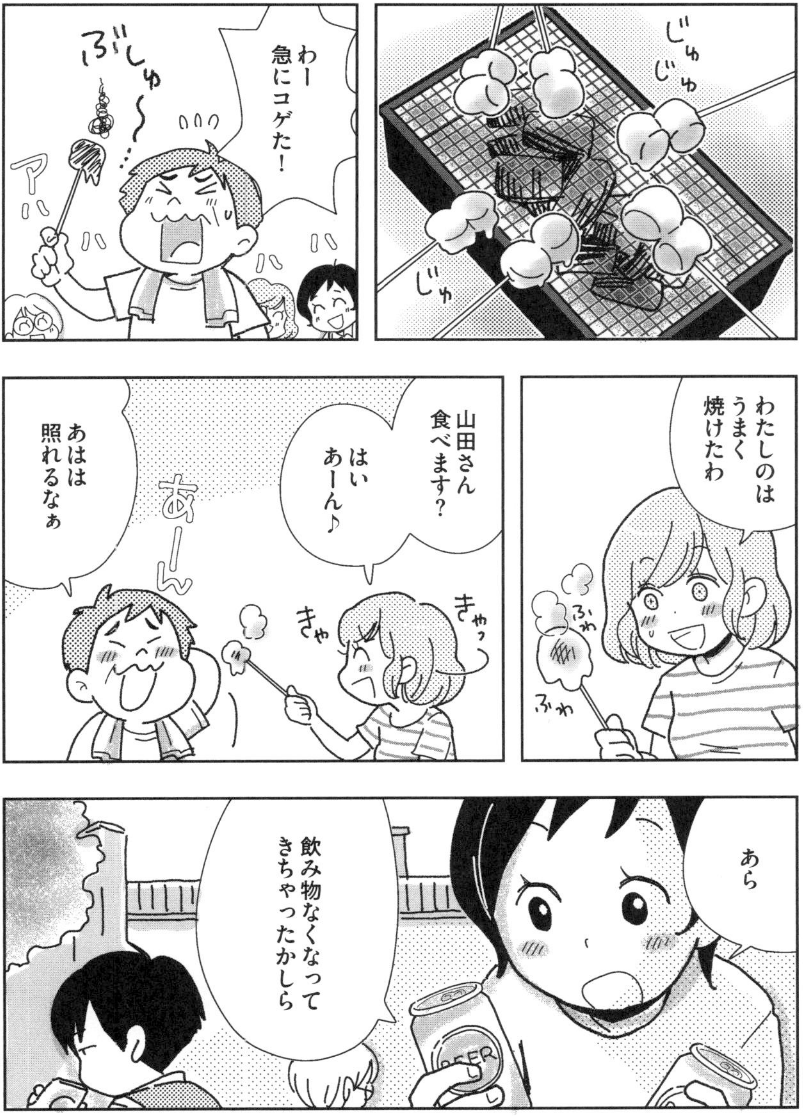
じゅ
じゅ
じゅ
わー
急にコゲた!
ぶしゅ〜…
アハハハ
わたしのは
うまく
焼けたわ
ふわ
ふわ
山田さん
食べます?
はい
あーん♪
きゃっ
きゃ
あーん
あはは
照れるなぁ
あら
飲み物なくなって
きちゃったかしら
BEER

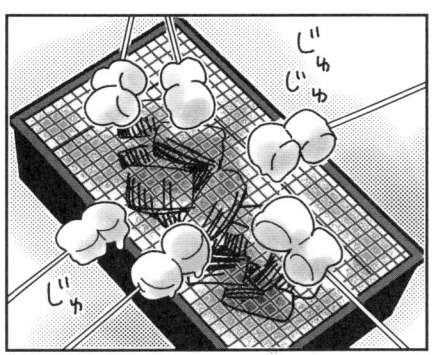

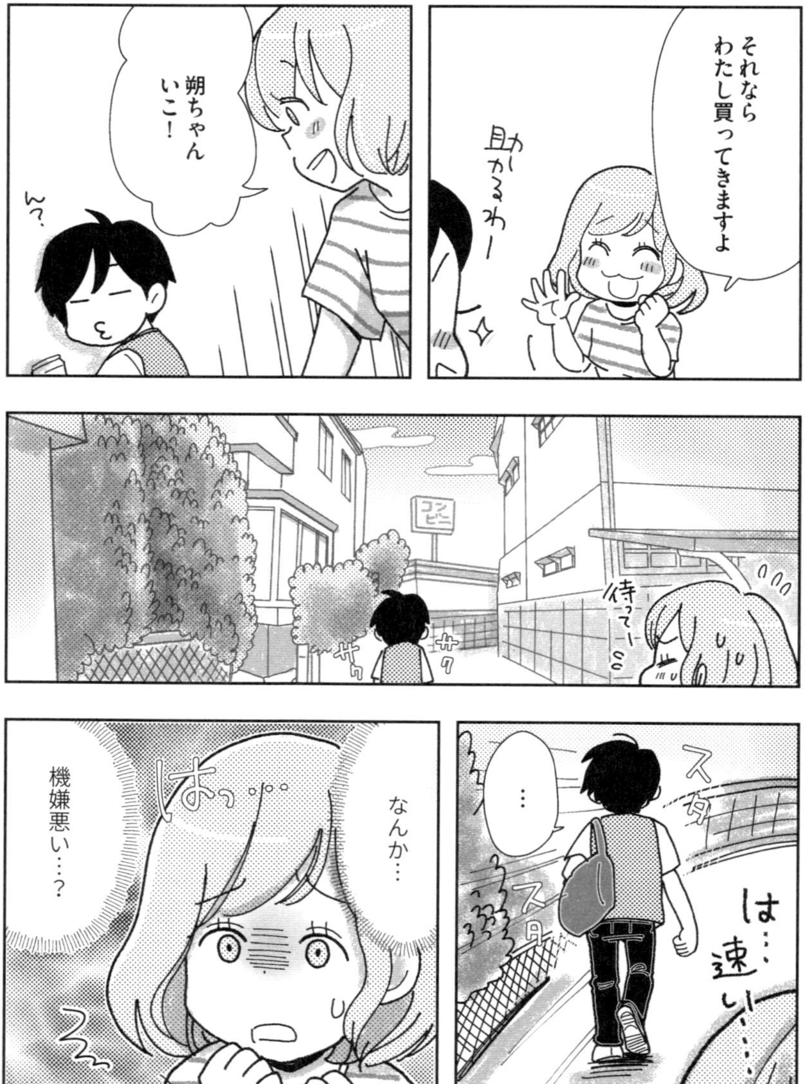
それなら
わたし買ってきますよ
助かるわー
朔ちゃん
いこ！
ん？
コンビニ
サク
サク
待ってー
…
スタ
スタ
は…
速い…
なんか…
機嫌悪い…？
はっ…

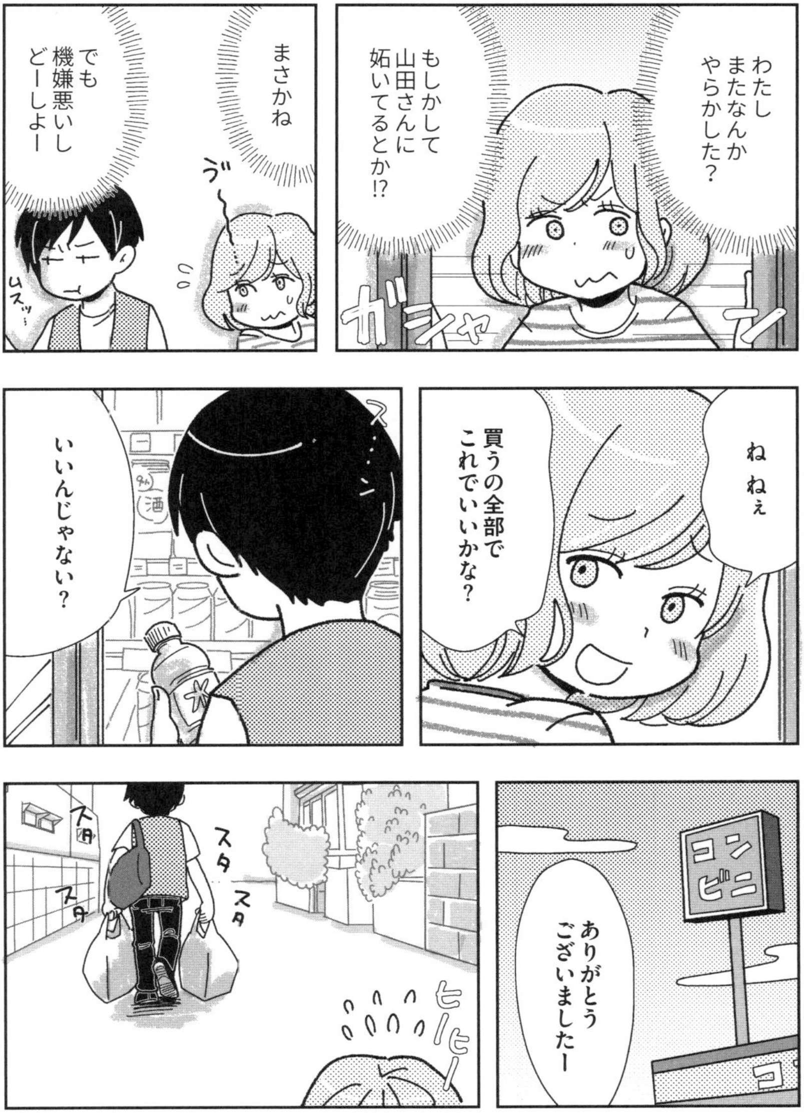
わたし
またなんか
やらかした？
もしかして
山田さんに
妬いてるとか⁉
ガシャン
まさかね
ゔ〜
でも
機嫌悪いし
どーしよー
ムスッ…
ねねぇ
買うの全部で
これでいいかな？
スッ…
いいんじゃない？
酒
コンビニ
ありがとう
ございましたー
スタスタ
スタスタ
ヒーヒー

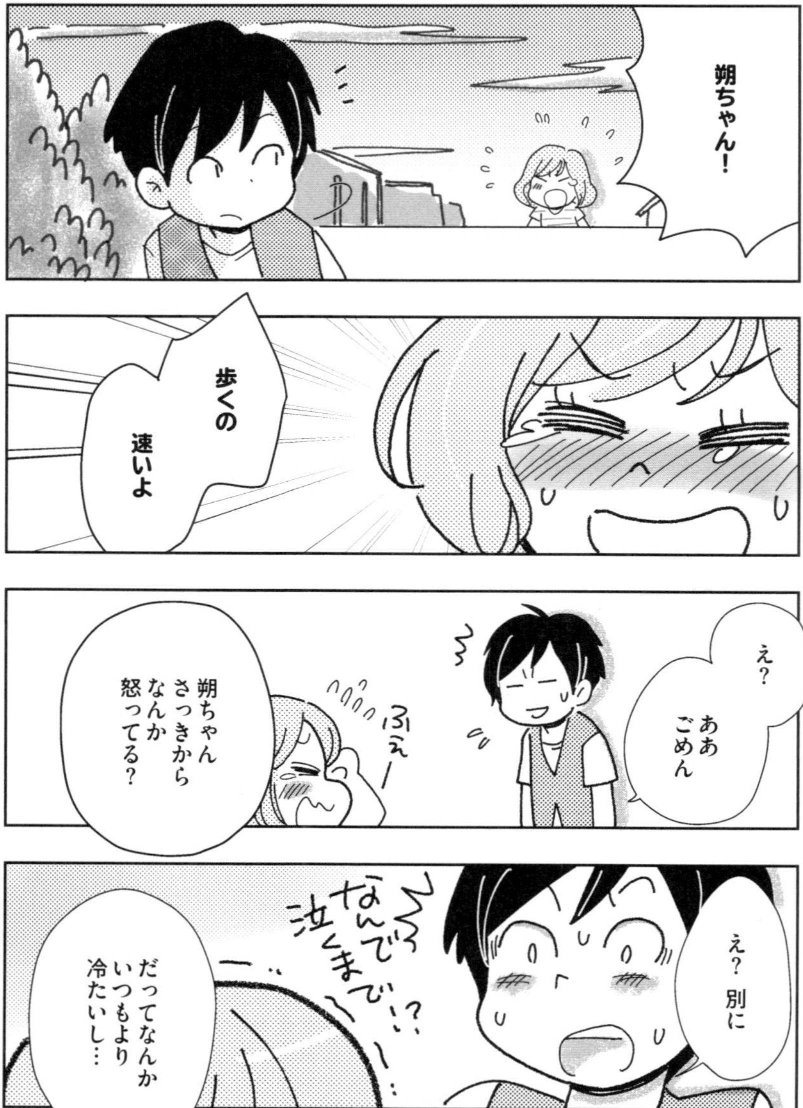
朔ちゃん!
歩くの
速いよ
え?
ああ
ごめん
ふぇー
朔ちゃん
さっきから
なんか
怒ってる?
え? 別に
なんで
泣くまで!?
だってなんか
いつもより
冷たいし…

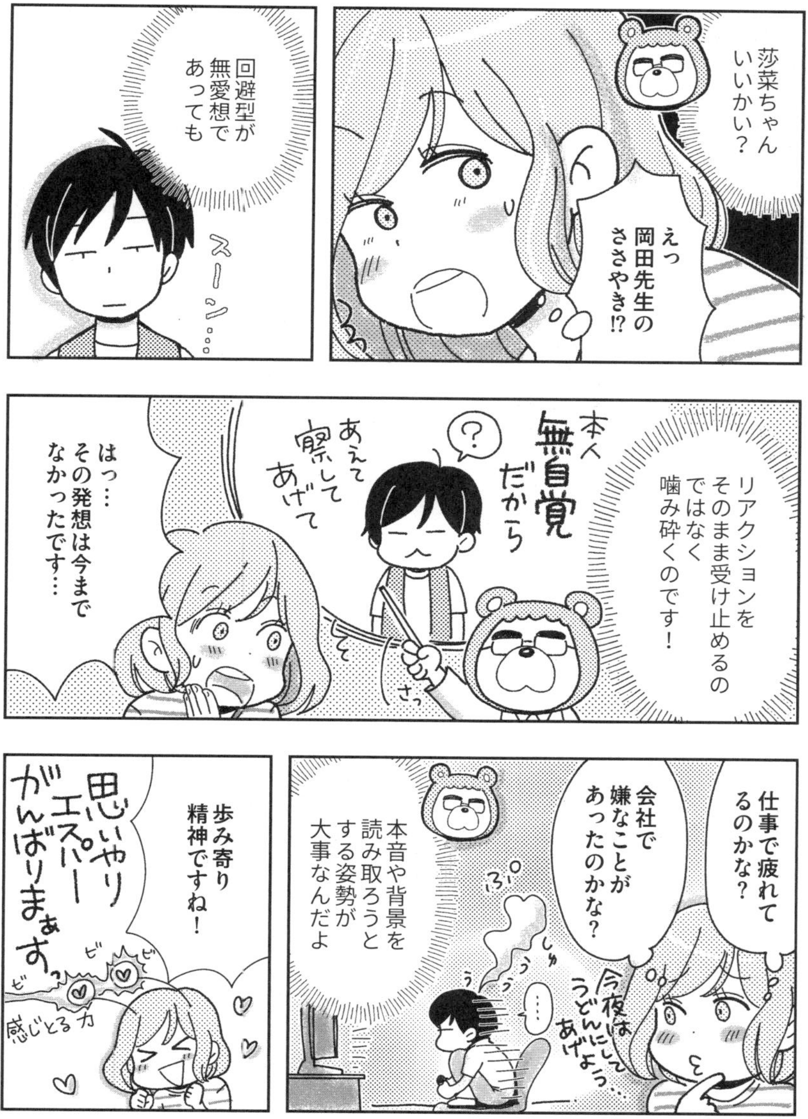
莎菜ちゃん いいかい？
えっ 岡田先生のささやき!?
回避型が無愛想であっても
スーン…
リアクションをそのまま受け止めるのではなく噛み砕くのです！
本人無自覚だから
あえて察してあげて
？
はっ… その発想は今までなかったです…
さっ
仕事で疲れてるのかな？
会社で嫌なことがあったのかな？
本音や背景を読み取ろうとする姿勢が大事なんだよ
今夜はうどんにしてあげよう…
…
歩み寄り精神ですね！
思いやりエスパーがんばりまぁす
ビビビ
感じとる力

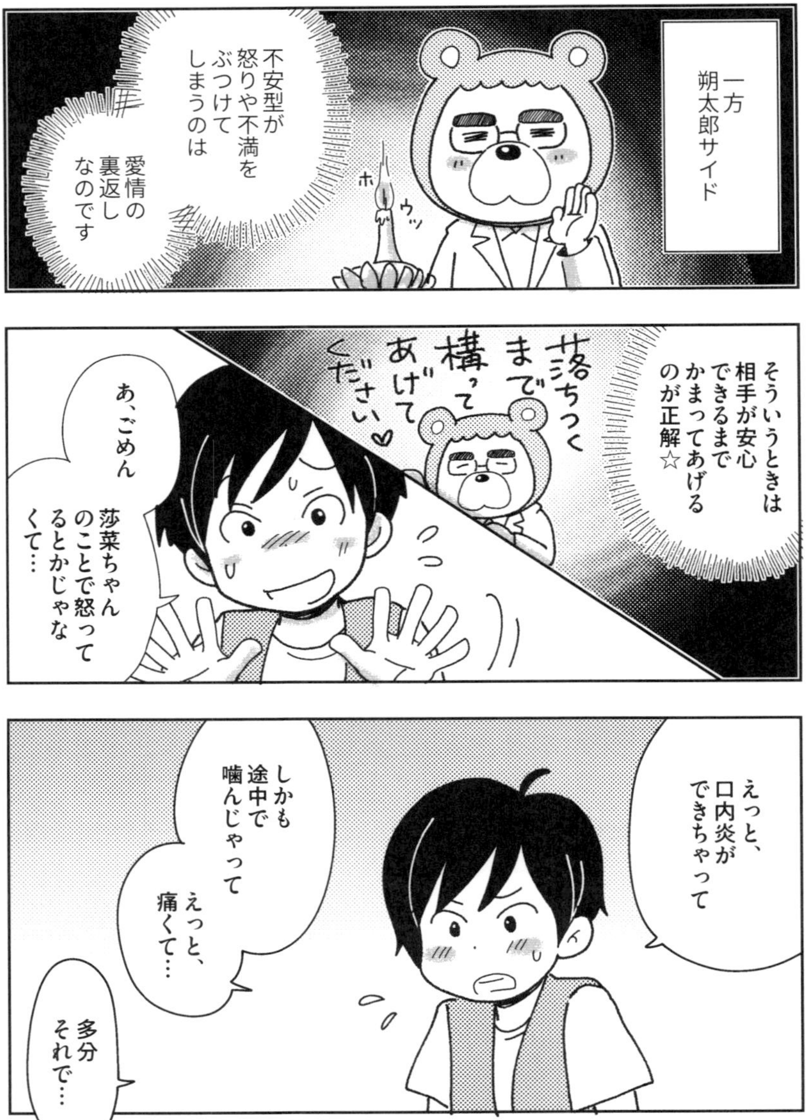
一方
朔太郎サイド
不安型が怒りや不満をぶつけてしまうのは
愛情の裏返しなのです
ホ
ウッ
そういうときは相手が安心できるまでかまってあげるのが正解☆
落ちつくまで構ってあげてください♡
あ、ごめん
莎菜ちゃんのことで怒ってるとかじゃなくて…
えっと、口内炎ができちゃって
しかも途中で噛んじゃって
えっと、痛くて…
多分それで…

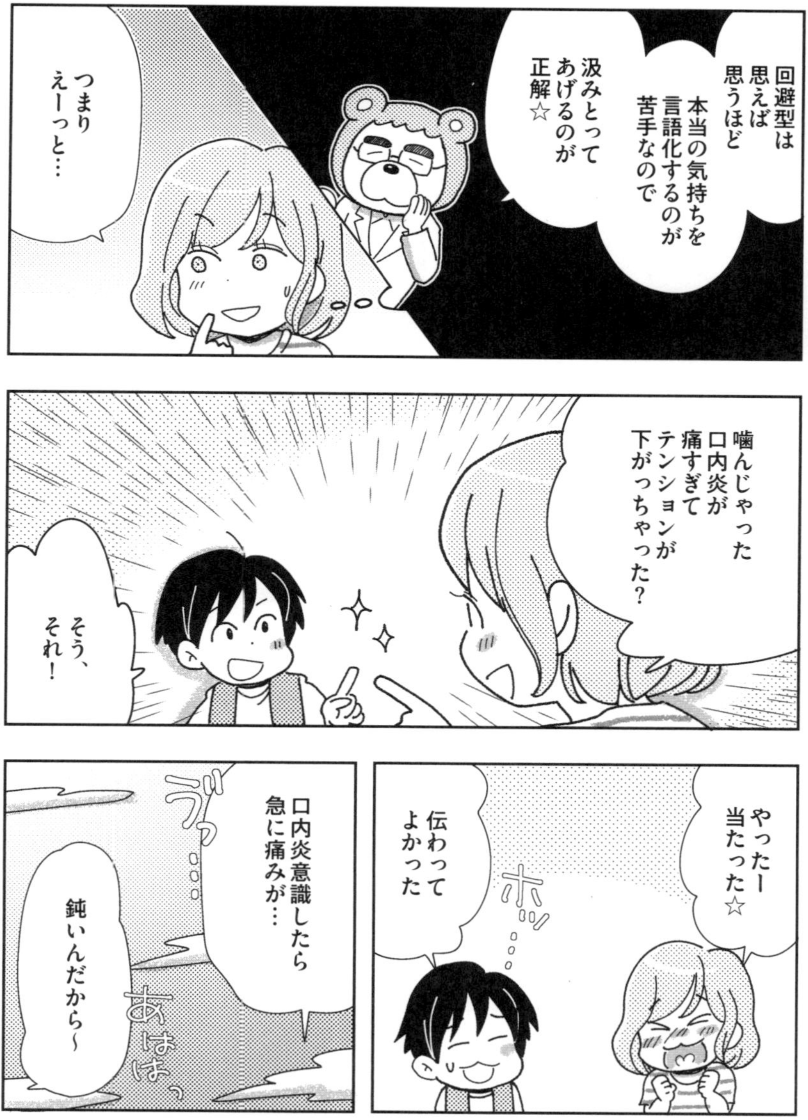
回避型は思えば思うほど
本当の気持ちを言語化するのが苦手なので
汲みとってあげるのが正解☆
つまりえーっと…
噛んじゃった口内炎が痛すぎてテンションが下がっちゃった？
そう、それ！
やったー当たった☆
伝わってよかった
ホッ…
口内炎意識したら急に痛みが…
ヴッ…
鈍いんだから〜
あはは

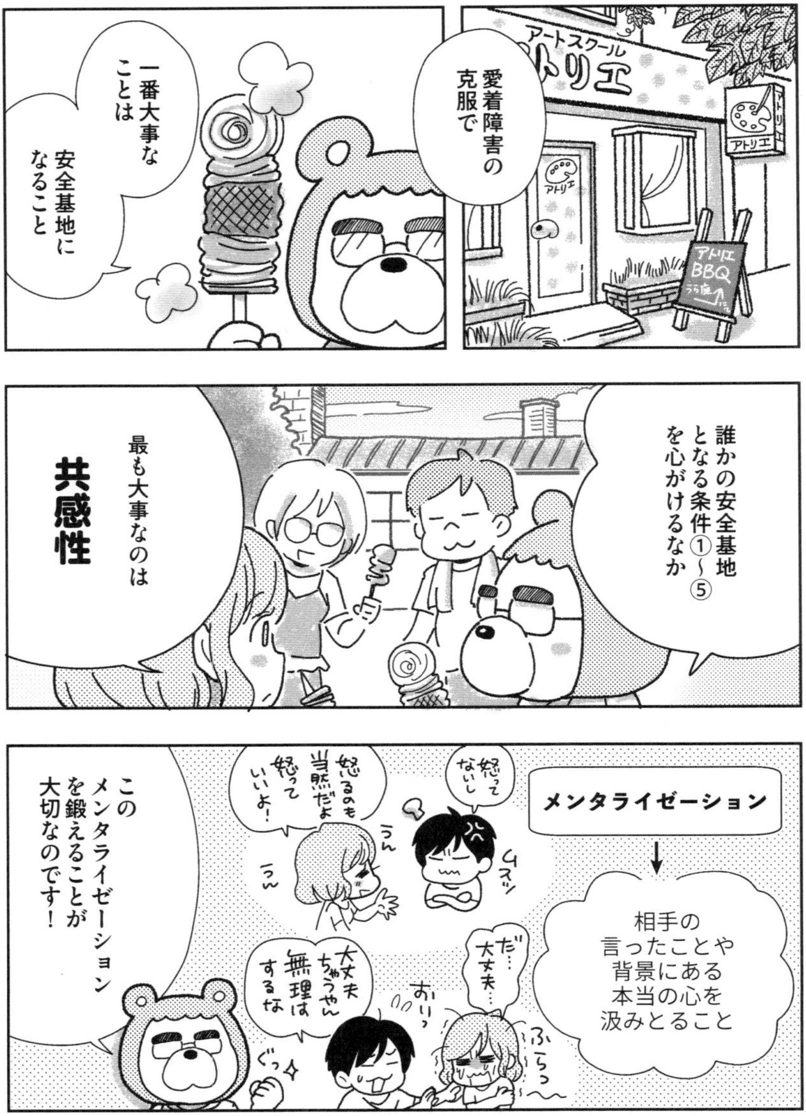
アートスクール
アトリエ
アトリエ
アトリエ BBQ
愛着障害の克服で
一番大事なことは
安全基地になること
誰かの安全基地となる条件①〜⑤を心がけるなか
最も大事なのは
共感性
メンタライゼーション
相手の言ったことや背景にある本当の心を汲みとること
怒ってないし
ムスッ
怒るのも当然だよ 怒っていいよ!
うん
うん
だ…大丈夫…
ふらっ
大丈夫ちゃうやん無理はするな
ぐっ
このメンタライゼーションを鍛えることが大切なのです!

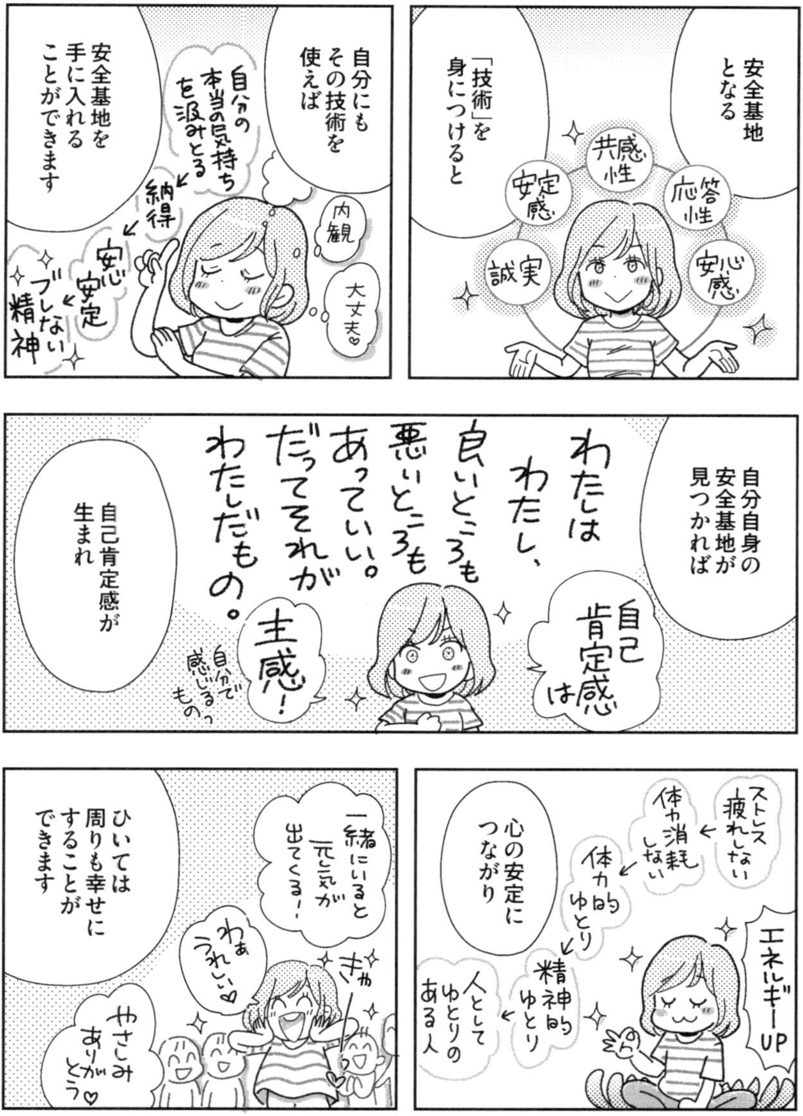
安全基地となる
「技術」を身につけると
共感性
応答性
安心感
誠実
安定感
自分にもその技術を使えば
安全基地を手に入れることができます
自分の本当の気持ちを汲みとる
納得
安心安定
ブレない精神
内観
大丈夫♡
自分自身の安全基地が見つかれば
わたしはわたし、良いところも悪いところもあっていい。だってそれがわたしだもの。
自己肯定感は
主感!
自分で感じるものっ
自己肯定感が生まれ
心の安定につながり
ストレス疲れしない
体力消耗しない
体力的ゆとり
精神的ゆとり
人としてゆとりのある人
エネルギーUP
ひいては周りも幸せにすることができます
一緒にいると元気が出てくる!
わぁうれしい♡
ぎゅ
やさしみありがとう♡

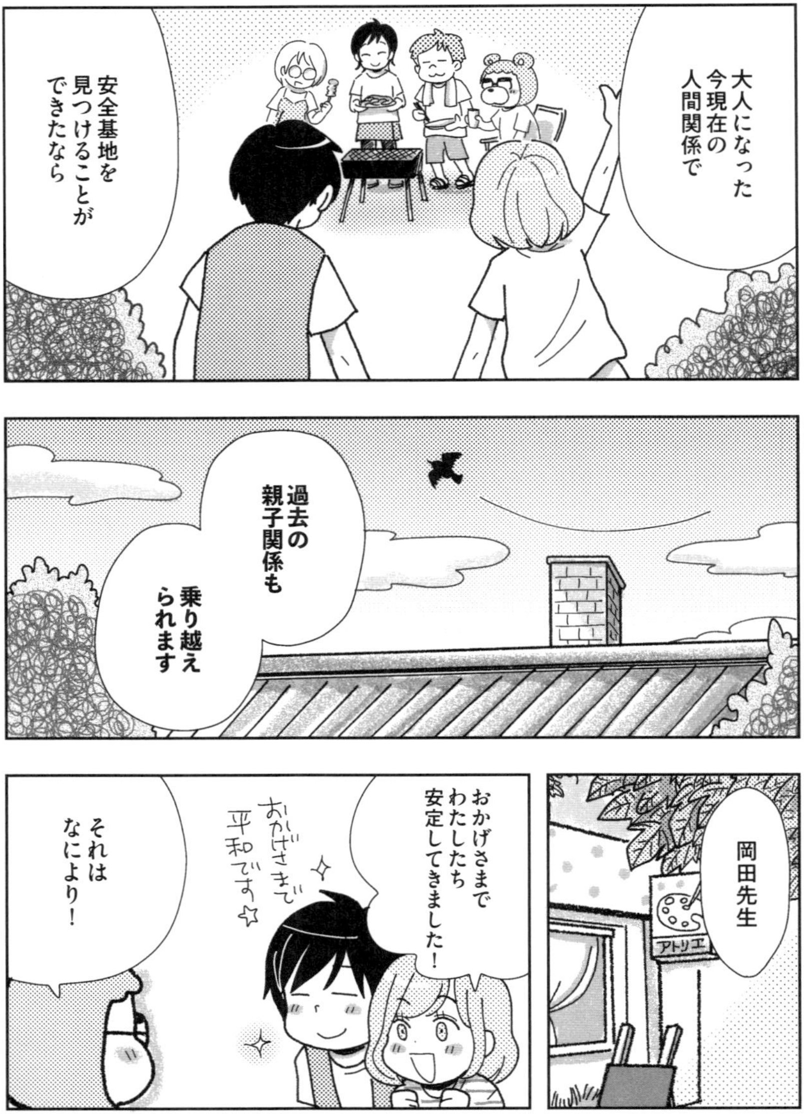
大人になった今現在の人間関係で
安全基地を見つけることができたなら
過去の親子関係も
乗り越えられます
岡田先生
アトリエ
おかげさまでわたしたち安定してきました！
おかげさまで平和です☆
それはなにより！

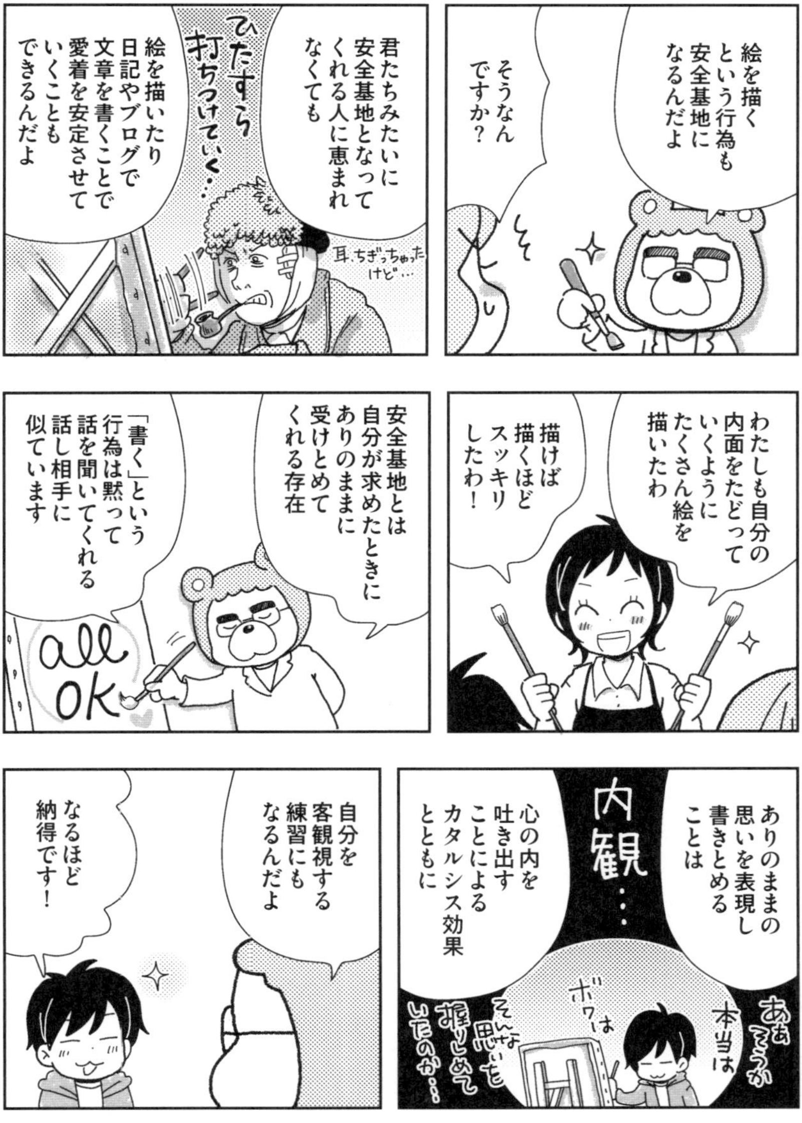
絵を描くという行為も安全基地になるんだよ
そうなんですか？
君たちみたいに安全基地となってくれる人に恵まれなくても
ひたすら打ちつけていく…
耳ちぎっちゃったけど…
絵を描いたり日記やブログで文章を書くことで愛着を安定させていくこともできるんだよ
わたしも自分の内面をたどっていくようにたくさん絵を描いたわ
描けば描くほどスッキリしたわ！
安全基地とは自分が求めたときにありのままに受けとめてくれる存在
「書く」という行為は黙って話を聞いてくれる話し相手に似ています
all OK
ありのままの思いを表現し書きとめることは
内観…
心の内を吐き出すことによるカタルシス効果とともに
ああそうか 本当はボクはそんな思いを握りしめていたのか…
自分を客観視する練習にもなるんだよ
なるほど納得です！

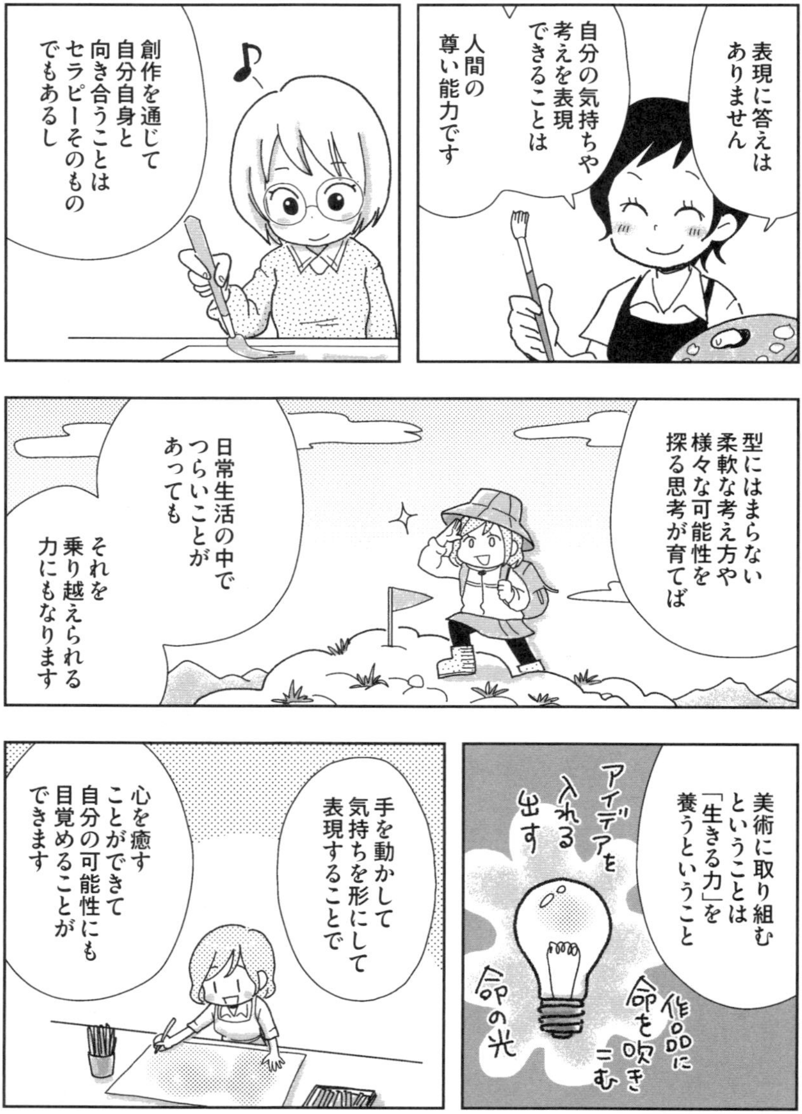
表現に答えはありません
自分の気持ちや考えを表現できることは
人間の尊い能力です
創作を通じて自分自身と向き合うことはセラピーそのものでもあるし
型にははまらない柔軟な考え方や様々な可能性を探る思考が育てば
日常生活の中でつらいことがあっても
それを乗り越えられる力にもなります
美術に取り組むということは「生きる力」を養うということ
アイデアを
入れる
出す
作品に
命を吹き
こむ
命の光
手を動かして気持ちを形にして表現することで
心を癒すことができて自分の可能性にも目覚めることができます

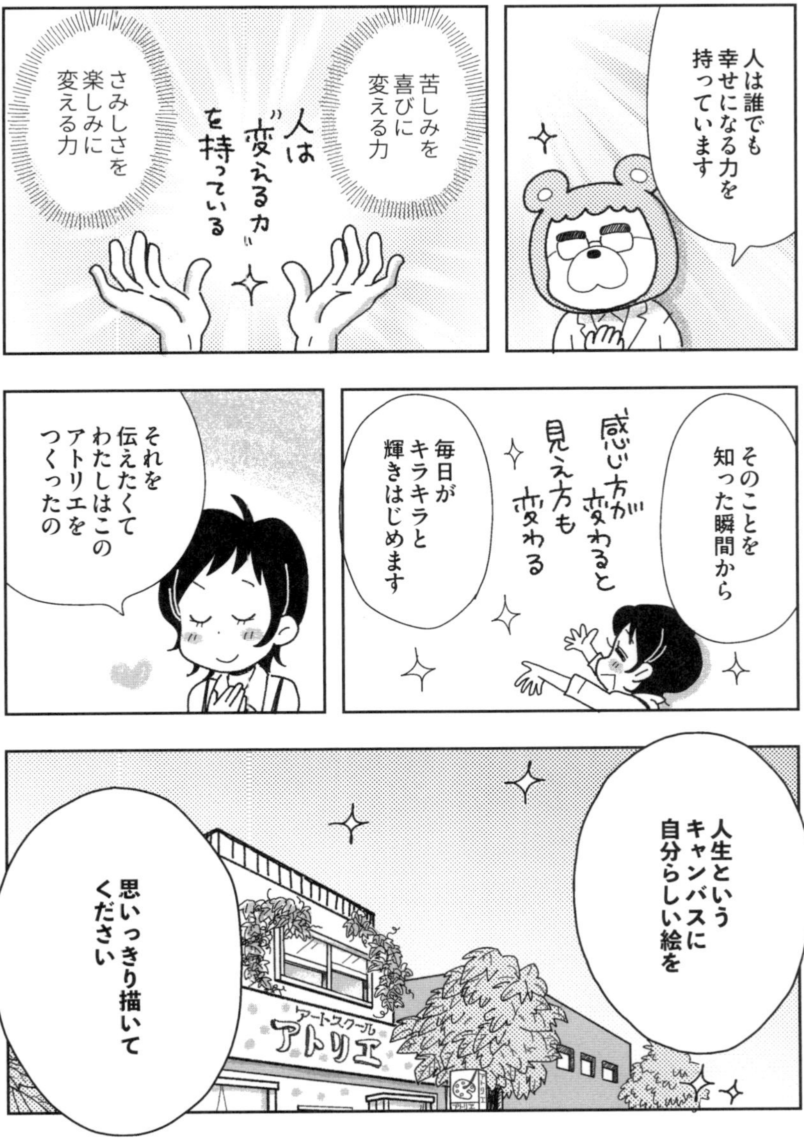
人は誰でも幸せになる力を持っています
苦しみを喜びに変える力
人は"変える力"を持っている
さみしさを楽しみに変える力
そのことを知った瞬間から
感じ方が変わると見え方も変わる
毎日がキラキラと輝きはじめます
それを伝えたくてわたしはこのアトリエをつくったの
人生というキャンバスに自分らしい絵を
思いっきり描いてください
アートスクール
アトリエ

コラム9 「振り返る力」を鍛える

では、愛着障害はどうやって克服したらいいのでしょうか。

安定した愛着の人は、身に降りかかった事態に向き合い、それをしっかりと受け止めますが、同時に過剰反応せずに、事実を客観的に見極めようとします。

不安定な愛着の人では、起きている問題自体から目を背《そむ》け、見て見ぬふりをしてやり過ごしたり、逆に感情的に過剰反応してしまい、かえって状況を悪化させてしまいます。前者の反応は、回避型と呼ばれるものに典型的で、後者の反応は不安型と呼ばれるものの特徴です。

問題にしっかり向き合うと同時に、客観的に事実を受け止め、過剰反応しないというスタンスともっとも関係していると考えられるのが**「振り返る力」**です。

振り返る力は、自らを反省する力であるとともに、相手の気持ちを推測し、汲み取る力でもあります。さらに、状況から一歩下がって、事態を高みから俯瞰《ふかん》するように、大きな視点で眺める力です。

こうした力は**メンタライゼーション**と呼ばれます。メンタライゼーションとは、相手の行動の背後に「心」を想定することで、相手の行動を理解しようとするものです。

たとえば、いつもはすぐメールの返事をしてくれる人が、一向に返事をくれない。そういえば、最後に返事が来たとき、いつもより短く、そっけないものだった——。こうした相手の行動を「冷たい」と決めつけるのではなく、「こちらのメールが負担になっているのではないか」とその真意を推測するのが、メンタライゼーションです。

それなのに、返事がすぐ来ないことに腹を立てて、怒りの催促メールを出したりすれば、状況はさらに悪化してしまいます。

振り返り力がある人は、相手の気持ちを察するだけでなく、自分の行動も振り返ることができるのです。「そういえば、最近少し相手に甘えて、メールを頻繁に出しすぎていたかな」と反省する。それによって、自分の行動にブレーキをかけ、しばらくメールするのを控えることにする。すると相手は、自分の気持ちを汲んでもらえたことで、その人に対する安心や信頼を取り戻し、人間関係が破綻することが避けられるのです。

振り返り力、メンタライジング力とは、今の自分の想いや欲求に飲み込まれず、相手の気持ちや自分の振る舞いを客観的に見る力です。振り返りが可能になるためには、感情の渦から少し距離を取る能力が必要です。同時に、相手の気持ちを汲み取り、感じ取れることも必要です。前者は**「内省する能力」**であり、後者は**「共感する能力」**です。そして、両者は背中合わせの能力と考えられています。

このバーベキューの日の莎菜と朔太郎のように、理解しがたい相手の言動も冷静に受け止め、言葉の奥にある本心を読み取るように心がければ（メンタライゼーション）、その思いやりが積み重なって、大事な人の安全基地になってあげられるのです。

逆にまた、自分もアトリエの茜さんのように、何でもさらけ出すことができ、どんな自分でもあたたかく受け止めてくれる人と出会うことで、幼少期にダメージを受けた愛着障害の傷を癒すことができるのです。

愛着の原点は、親との関係で育まれます。愛着障害は、そのプロセスでつまずいた結果です。それを修復するには、親との関係を改善していくことが、もっとも望ましいのです。しかしながら、親の協力や助けも期待できず、親代わりの存在も身近にいない場合、愛着障害を克服する方法は**「自分が自分の親になる」こと**です。

自分が親として自分にどうアドバイスするかを考えて、「自分の中の親」と相談しながら生きていくのです。

すでに起きたことは元に戻せません。親子の間で十分に形成されなかった愛着は、大人になった今、こうした他者との関係性によって補うしかないのです。相手の言葉を受け入れて応答し、共感を伝えることで他者との愛着が芽生え、心の安定を育むことができるのです。

そうすることで、理由のない自己嫌悪に陥ることがなくなり、常に前を向いて生きていけるようになるのです。すると、不思議とチャンスが開けてきて、仕事でも対人関係でも認められるようになります。**自分を振り返る習慣がつくことも、大きな助けとなるのです。**

愛着障害に悩んだ有名人 9

子どもを育てる喜びを得て傑作を生みだしたドストエフスキー

『罪と罰』『カラマーゾフの兄弟』などの傑作で名高い文豪ドストエフスキーは、軍医の父に厳しく育てられました。愛された経験がないため、社交が苦手で情緒不安定。持病があり、借金まみれ、賭博癖《とばくへき》のある彼の元に、20歳の妻が来てくれたのです。安定した愛情と実の子どもを育てる経験を通して、彼は重度の賭博癖にさえ終止符を打ち、借金も返済して偉大な作品を次々と生み出していったのです。

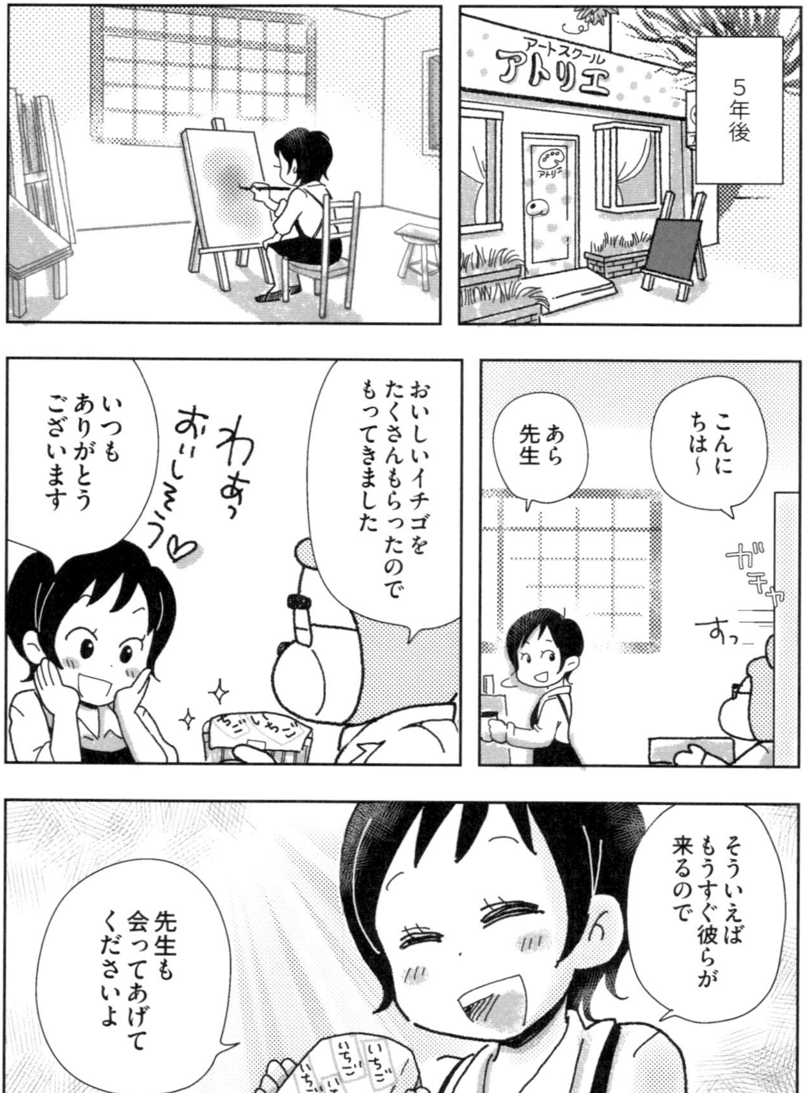
5年後
アートスクール
アトリエ
アトリエ
こんにちは～
あら先生
ガチャ
すっ
おいしいイチゴをたくさんもらったのでもってきました
わあっ おいしそう♡
いつもありがとうございます
いちご
そういえばもうすぐ彼らが来るので
先生も会ってあげてくださいよ

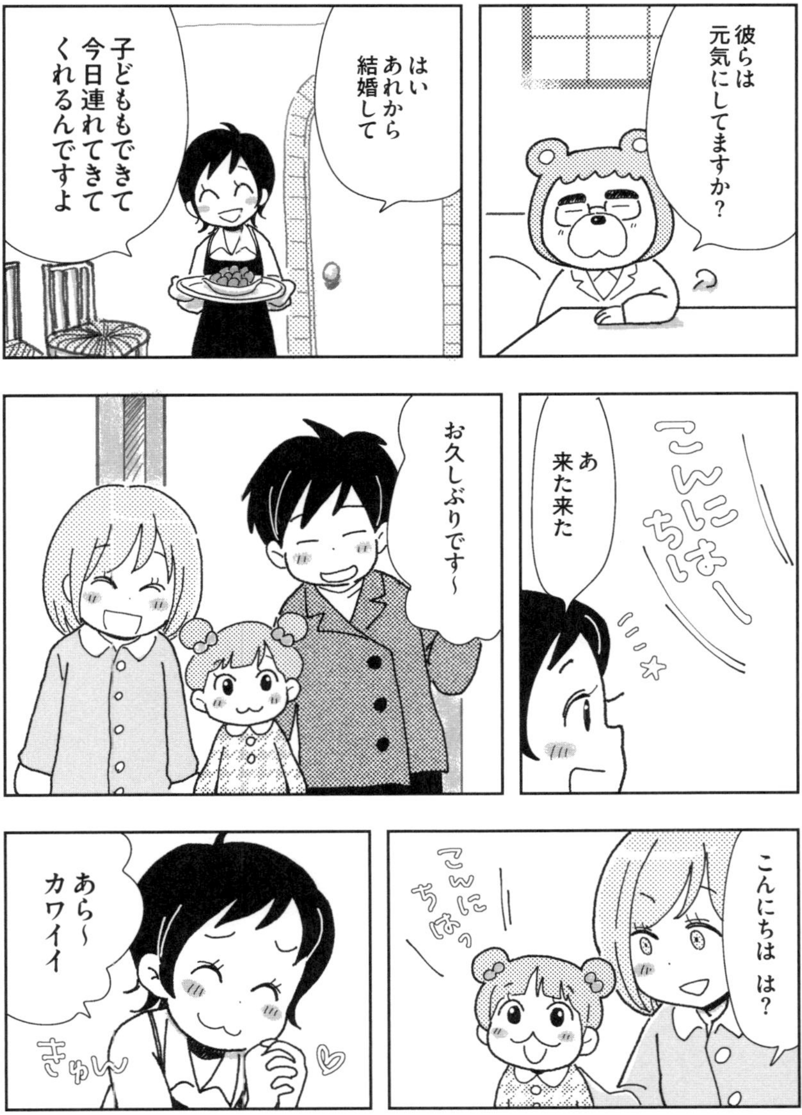
彼らは元気にしてますか？
はい あれから結婚して
子どももできて今日連れてきてくれるんですよ
こんにちはー
あ 来た来た
お久しぶりです～
こんにちは は？
こんにちはっ
あら～カワイイ
きゅん

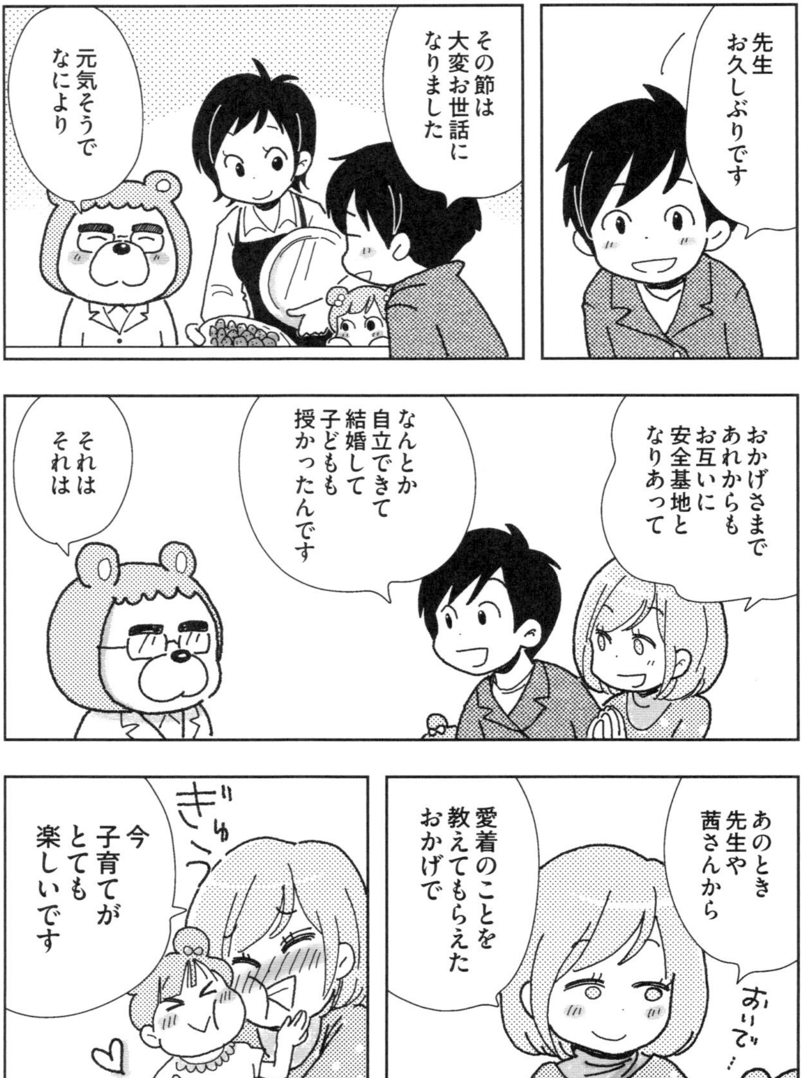
先生お久しぶりです
その節は大変お世話になりました
元気そうでなにより
おかげさまであれからもお互いに安全基地となりあって
なんとか自立できて結婚して子どもも授かったんです
それはそれは
あのとき先生や茜さんから
愛着のことを教えてもらえたおかげで
おいで…
ぎゅう
今子育てがとても楽しいです

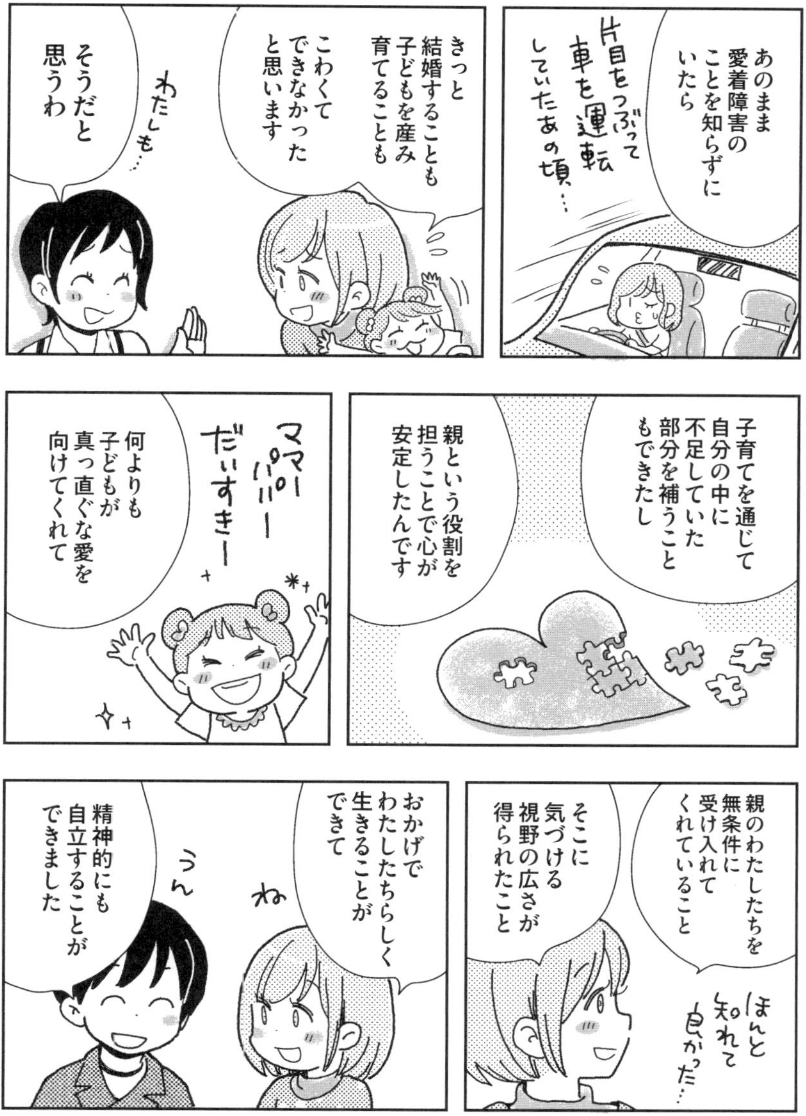
あのまま愛着障害のことを知らずにいたら
片目をつぶって車を運転していたあの頃…
きっと結婚することも子どもを産み育てることもこわくてできなかったと思います
わたしも…
そうだと思うわ
子育てを通じて自分の中に不足していた部分を補うこともできたし
親という役割を担うことで心が安定したんです
何よりも子どもが真っ直ぐな愛を向けてくれて
ママーパパーだいすきー
親のわたしたちを無条件に受け入れてくれていること
そこに気づける視野の広さが得られたこと
ほんと知れて良かった…
おかげでわたしたちらしく生きることができて
ね
うん
精神的にも自立することができました

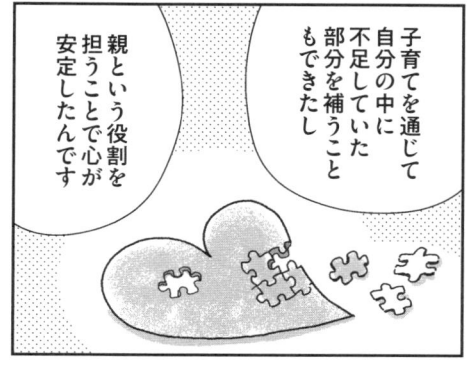

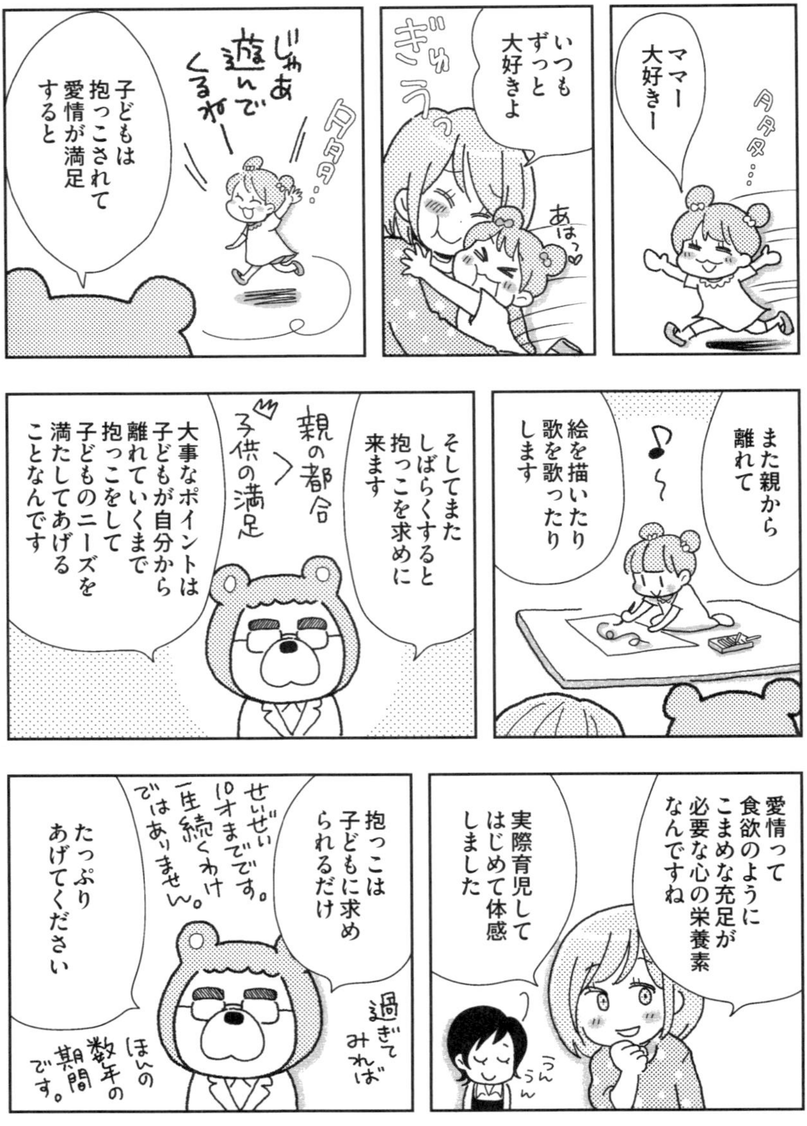

タタタ…
ママー大好きー
いつもずっと大好きよ
ぎゅうっ
あはっ
じゃあ遊んでくるねー
タタタ…
子どもは抱っこされて愛情が満足すると
また親から離れて
絵を描いたり歌を歌ったりします
そしてまたしばらくすると抱っこを求めに来ます
親の都合 ＜ 子供の満足
大事なポイントは子どもが自分から離れていくまで抱っこをして子どものニーズを満たしてあげることなんです
愛情って食欲のようにこまめな充足が必要な心の栄養素なんですね
実際育児してはじめて体感しました
うんうん
抱っこは子どもに求められるだけ
せいぜい10才までです。一生続くわけではありません。
たっぷりあげてください
過ぎてみればほんの数年の期間です。

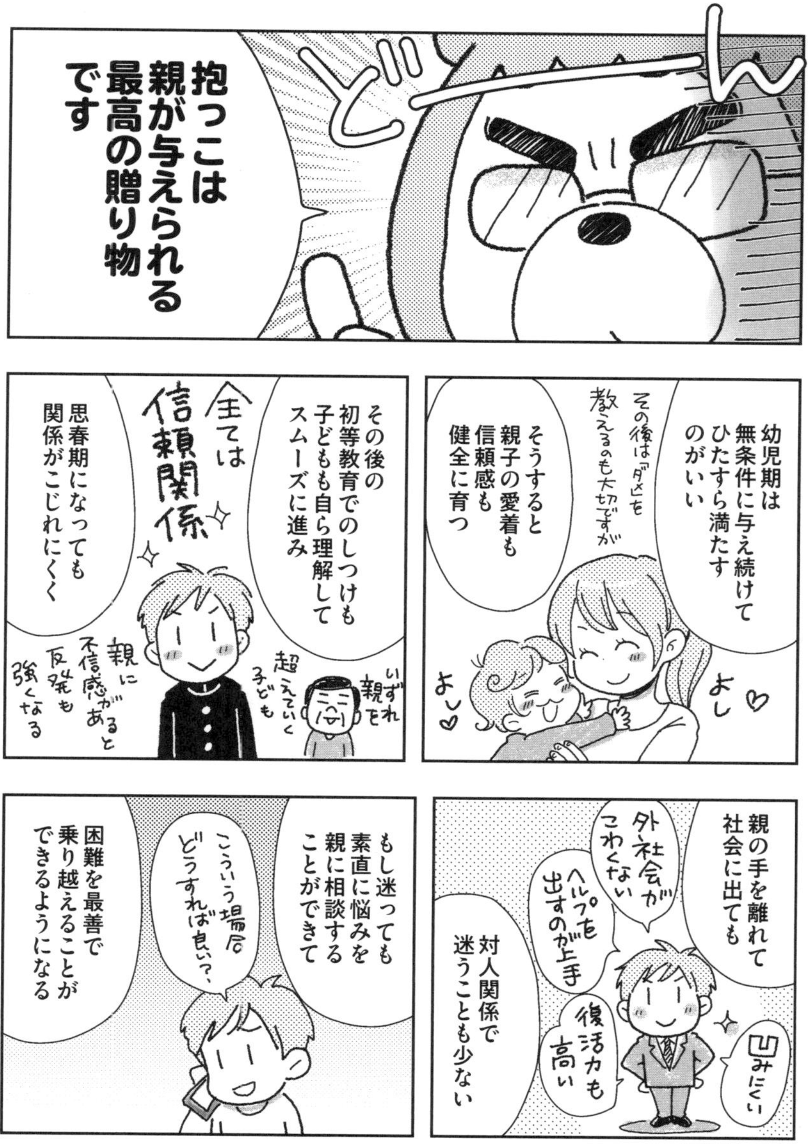
どーーん
抱っこは親が与えられる最高の贈り物です
幼児期は無条件に与え続けてひたすら満たすのがいい
その後は「ダメ」を教えるのも大切ですが
そうすると親子の愛着も信頼感も健全に育つ
よし♡
よし♡
その後の初等教育でのしつけも子どもも自ら理解してスムーズに進み
いずれ親を超えていく子ども
全ては信頼関係
思春期になっても関係がこじれにくく
親に不信感があると反発も強くなる
親の手を離れて社会に出ても
外社会がこわくない
ヘルプを出すのが上手
対人関係で迷うことも少ない
復活力も高い
凹みにくい
もし迷っても素直に悩みを親に相談することができて
こういう場合どうすれば良い？
困難を最善で乗り越えることができるようになる

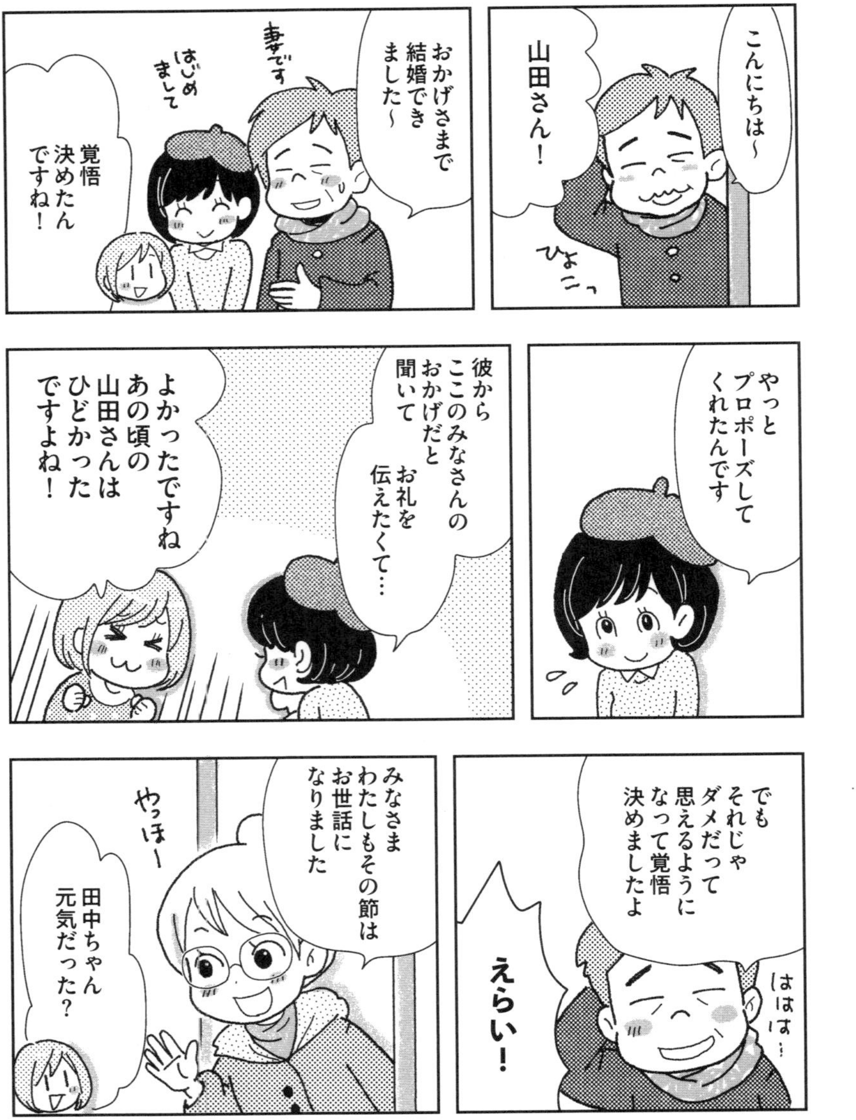
こんにちは～
山田さん！
ひょこっ
おかげさまで結婚できました～
妻です
はじめまして
覚悟決めたんですね！
やっとプロポーズしてくれたんです
彼からここのみなさんのおかげだと聞いて
お礼を伝えたくて…
よかったですね
あの頃の山田さんはひどかったですよね！
でもそれじゃダメだって思えるようになって覚悟決めましたよ
ははは…
えらい！
みなさまわたしもその節はお世話になりました
やっほー
田中ちゃん元気だった？

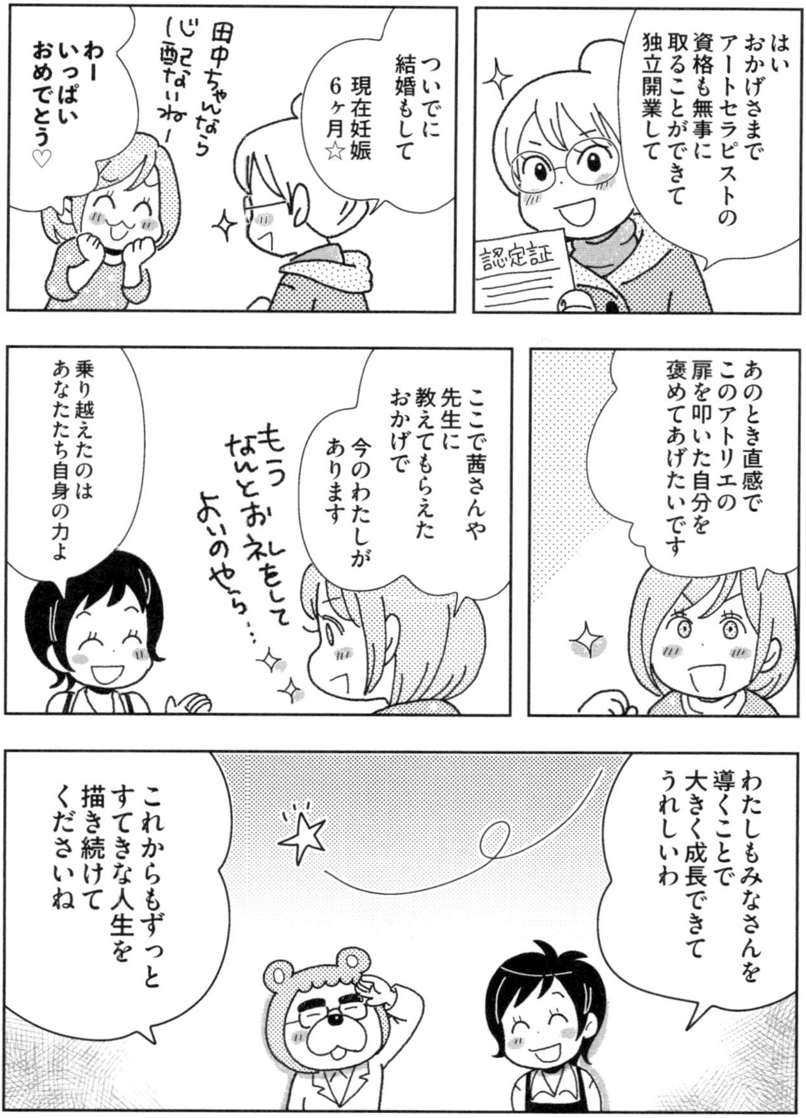
はい おかげさまで アートセラピストの 資格も無事に 取ることができて 独立開業して
認定証
ついでに 結婚もして 現在妊娠 6ヶ月☆
田中ちゃんなら 心配ないね～
わー いっぱい おめでとう♡
あのとき直感で このアトリエの 扉を叩いた自分を 褒めてあげたいです
ここで茜さんや 先生に 教えてもらえた おかげで 今のわたしが あります
もう なんとおれいをしていいのやら…
乗り越えたのは あなたたち自身の力よ
わたしもみなさんを 導くことで 大きく成長できて うれしいわ
これからもずっと すてきな人生を 描き続けて くださいね

おわりに

私の友人に、幼い頃、両親が離婚し、母一人の手で育てられた人がいました。母親は気丈な女性でしたが、元夫に対する恨みつらみを、幼い頃から友人に言い続けたそうです。友人には父親に似たところがあったのか、気に入らないことがあるたびに、母親は、「お前もあの男にそっくりだ」と言うのが口癖でした。

それほどに母親から忌《い》み嫌われている父親でしたが、それでも友人は、父親のことが気になっていたのでしょう。あるときまだ小学生だった友人は、自転車をこいで、遠くの町に住む父親の家を探し当て、訪ねていったのです。そこで父親は別の女性と暮らしていて、遠路訪ねてきた息子に、「もうここには来るな！」とだけ言ったそうです。小学生だった友人はどんな気持ちで、帰り道のペダルをこいだことでしょう。

しかし、中学生になった頃から、友人は母親に何かと反発するようになります。本当は父親に向けたかった怒りを、母親に向けるしかなかったのか、それとも父親と母親の相性が合わなかったように、真面目で自分のルールを押しつけようとする母親と、自由を愛する友人の気性とが相容《あいい》れなかったのでしょうか。もしかしたら、頭でっかちな母親との愛着には不安定なところがひそんでいて、それがどんどん強まってしまったのかもしれません。

次々と面倒な事件を起こすようになった息子を何とかしようと、母親は友人を遠くの学校に転校させたり、親戚の元に預けたり、海外に行かせたりしましたが、彼の不行跡と荒《すさ》んだ精神状態は、ますますひどくなる一方でした。ついには自殺未遂を繰り返すようになり、睡眠薬を大量に服薬したうえにガス自殺を図り、生死の境を彷徨《さまよ》ったこともありました。

その友人がよく口にしたのが、「自分の子どもは絶対もちたくない」ということでした。「自分の分身がいると考えただけで、ぞっとする」と言ったときの友人の顔は、怒りと嫌悪にゆがんでいました。自分自身さえも受け入れられなかった友人には、その子どもをもつことなど、許せないことだったのです。

ところが、彼には不思議な一面がありました。子どもは嫌いだと言いながら、子どもの扱いが上手なのです。扱いが上手というのは語弊があるでしょう。彼自身が子どものままの部分をもちつづけていて、子どもと対等に付き合うのです。小さな子どもにとっては、その隔たりのなさが、他の大人とは違う魅力になるようなのです。

そのうち友人は、小さな塾を始めました。その後、借りていたテナントが取り壊されることになって閉塾に追い込まれたとき、私は友人に、予備校で教えることを勧めました。友人は自信がないと、最初渋っていましたが、思いきって応募してみると、大手予備校で即採用になりました。そして、たちまち人気講師になったのです。

友人の自宅には、予備校の教え子たちがいつも集まってきて、賑わうようになりました。それは疑似家族のようなもので、友人は生徒たちをわが子や弟妹のように可愛がり、生徒たちも、自身の親とは違って彼らの本音の会話に真剣に耳を傾け、同じ土俵で語り合ってくれる存在に、理想の親や先輩を重ねていたのかもしれません。

それから十数年の月日が流れ、彼はそんな教え子の一人と結婚し、あんなに頑なに拒否していたわが子をもったのです。彼の愛着障害は、子どもたちとの関わりのなかで、長い時間をかけて克服されていったのでしょう。

友人の人生は、希望でもあると同時に、愛着の傷を抱えることがどれほど大変なことか、その克服にどれだけ多くの時間と犠牲を必要とするかを痛感させます。

しかし、そんなに時間がかかったのは、愛着というものについて、何も認識も理解もなかったためでもあります。闇の中で手探りしながら、進むべき道を見つけるしかなかったのです。前に進んでいるつもりが、また同じところを堂々巡りするということも多かったでしょう。

幸い、愛着障害についての理解が深まり、その苦しみの意味やメカニズムがわかってくるとともに、どうすれば克服できるのかということにも、有効な方法が見いだされるようになりました。かつては何十年も苦しみ、迷い続けなければならなかった問題を、比較的短期間で改善し、克服することも可能になってきているのです。

本書でお伝えしてきたことは、そのために必要な理解と実践のための最初のステップだと言えます。ただし知るだけで、すっかり身につくものではありません。折に触れ読み返しながら、実践を積み重ねる中で、少しずつ自分のものとなっていくのです。安全基地となる技術を身につけることは、身近な大切な人を幸せにするだけでなく、誰よりもあなた自身を幸せにしてくれます。

愛着の仕組みの不思議なところは、たとえご自分が愛情に恵まれない境遇で育ち、愛着に不安定な要素を抱えていても、身近な存在の世話をしたり、愛情をかけて大切にすることで、喜びが得られるだけでなく、愛着の傷が癒やされ、安定した愛着を取り戻すことができるのです。この友人の人生は、まさにそのことを教えてくれています。

最後になりましたが、さまざまなイメージやアイデアを膨らませ、素晴らしい作品に仕上げていただいた漫画家の松本巨子氏と、私の無理な注文や要望にも、最大限応えてくれた光文社編集部の三野知里氏に、心よりの感謝を述べたいと思います。

二〇一九年晩秋　　岡田尊司

10	子どものころの思い出は、楽しいことのほうが多いですか。 ①はい　②いいえ　③どちらとも言えない
11	あなたの親（養育者）に対して、とても感謝していますか。 ①はい　②いいえ　③どちらとも言えない
12	つらいことがあったとき、親や家族のことを思い出すと、気持ちが落ち着きますか。 ①はい　②いいえ　③どちらとも言えない
13	そばにいなくなっても、一人の人のことを長く思い続けるほうですか。それとも、次の人をすぐ求めてしまうほうですか。 ①一人のことを思い続けるほうだ　②次の人を求めてしまうほうだ ③どちらとも言えない
Ⅱ	
14	好き嫌いが激しいほうですか。 ①はい　②いいえ　③どちらとも言えない
15	とてもいい人だと思っていたのに、幻滅したり、嫌いになったりすることがありますか。 ①よくある　②あまりない　③どちらとも言えない
16	よくイライラしたり、落ち込んだりするほうですか。 ①よくある　②あまりない　③どちらとも言えない
17	自分にはあまり取り柄がないと思うことがありますか。 ①よくある　②あまりない　③どちらとも言えない
18	拒絶されるのではないかと、不安になることがありますか。 ①よくある　②あまりない　③どちらとも言えない
19	良いところより、悪いところのほうが気になってしまいますか。 ①はい　②いいえ　③どちらとも言えない
20	自分に自信があるほうですか。 ①はい　②いいえ　③どちらとも言えない
21	人に頼らずに、決断したり行動したりできるほうですか。 ①はい　②いいえ　③どちらとも言えない

愛着スタイル診断テスト

下記の質問に対し、過去数年間のご自分の傾向を思い浮かべながら、もっとも当てはまる選択肢を選んでください。ただし、「どちらとも言えない」が多くなりすぎますと、診断の感度は低下してしまいますので、ご注意ください。

Ⅰ	
1	積極的に新しいことをしたり、新しい場所に出かけたり、新しい人に会ったりするほうですか。 ①はい　②いいえ　③どちらとも言えない
2	誰とでもすぐに打ち解けたり、くつろげるほうですか。 ①はい　②いいえ　③どちらとも言えない
3	もし困ったことがあっても、どうにかなると楽観的に考えるほうですか。 ①はい　②いいえ　③どちらとも言えない
4	親しい友人や知人のことを心から信頼するほうですか。 ①はい　②いいえ　③どちらとも言えない
5	人を責めたり、攻撃的になりやすいところがありますか。 ①はい　②いいえ　③どちらとも言えない
6	今まで経験のないことをするとき、不安を感じやすいほうですか。 ①はい　②いいえ　③どちらとも言えない
7	あなたの親（養育者）は、あなたに対して冷淡なところがありましたか。 ①はい　②いいえ　③どちらとも言えない
8	人はいざというとき、裏切ったり、当てにならなかったりするものだと思いますか。 ①はい　②いいえ　③どちらとも言えない
9	あなたの親（養育者）は、あなたを評価してくれるよりも、批判的ですか。 ①はい　②いいえ　③どちらとも言えない

35	恋人や配偶者にも、プライバシーは冒されたくないですか。 ①はい　②いいえ　③どちらとも言えない
36	親しい人と肌が触れ合ったり、抱擁したりするスキンシップをとることを好みますか。それとも、あまり好みませんか。 ①好む方だ　②あまり好まない　③どちらとも言えない
37	幼いころのことをよく覚えているほうですか。それとも、あまり記憶がないほうですか。 ①よく覚えている　②あまり記憶がない　③どちらとも言えない
38	親しい人といるときにも、気を遣ってしまうほうですか。 ①はい　②いいえ　③どちらとも言えない
39	困っているとき、他人は親切に助けてくれるものだと思いますか。 ①はい　②いいえ　③どちらとも言えない
40	他人の善意に気軽にすがるほうですか。 ①はい　②いいえ　③どちらとも言えない
41	失敗を恐れて、チャレンジを避けてしまうことがありますか。 ①はい　②いいえ　③どちらとも言えない
42	人と別れるとき、とても悲しく感じたり、動揺する方ですか。 ①はい　②いいえ　③どちらとも言えない
43	他人にわずらわされず、一人で自由に生きていくのが好きですか。 ①はい　②いいえ　③どちらとも言えない
44	あなたにとって、仕事や学業と、恋愛や対人関係のどちらが重要ですか。 ①仕事や学業　②恋愛や対人関係　③どちらとも言えない
45	あなたが傷ついたり、落ち込んでいるとき、他の人になぐさめてもらったり、話を聞いてもらうことは、どれくらい大事ですか。 ①とても重要である　②あまり重要でない　③どちらとも言えない

22	自分はあまり人から愛されない存在だと思いますか。 ①はい　②いいえ　③どちらとも言えない
23	何か嫌なことがあると、引きずってしまうほうですか。 ①はい　②いいえ　③どちらとも言えない
24	あなたの親（養育者）から、よく傷つけられるようなことをされましたか。 ①はい　②いいえ　③どちらとも言えない
25	あなたの親（養育者）に対して、怒りや恨みを感じることがありますか。 ①はい　②いいえ　③どちらとも言えない
Ⅲ	
26	つらいときに、身近な人に接触を求めるほうですか。それとも、つらいときほど、接触を求めようとしなくなるほうですか。 ①接触を求める　②接触を求めない　③どちらとも言えない
27	親しい対人関係は、あなたにとって重要ですか。 ①とても重要である　②それほど重要でない　③どちらとも言えない
28	いつも冷静でクールなほうですか ①はい　②いいえ　③どちらとも言えない
29	べたべたした付き合いは、苦手ですか ①はい　②いいえ　③どちらとも言えない
30	関わりのあった人と別れても、すぐ忘れるほうですか ①はい　②いいえ　③どちらとも言えない
31	人付き合いより、自分の世界が大切ですか。 ①はい　②いいえ　③どちらとも言えない
32	自分の力だけが頼りだと思いますか。 ①はい　②いいえ　③どちらとも言えない
33	昔のことはあまり懐かしいと思いませんか。 ①はい　②いいえ　③どちらとも言えない
34	あまり感情を表情に出さないほうですか。 ①はい　②いいえ　③どちらとも言えない

▷判定方法

A、B、Cの合計得点は、それぞれ「安定型愛着スコア」、「不安型愛着スコア」、「回避型愛着スコア」です。

まず、どのスコアがもっとも高かったかに着目してください。それが、あなたの基本的な愛着スタイルだと考えられます。ことに15 点以上の場合には、その傾向が非常に強く、10 点以上の場合には強いと判定されます。

次に、２番目に高いスコアにも注意してください。５点以上ある場合、その傾向も、無視しがたい要素となっていると言えます。

それらを総合的に踏まえて、各愛着スタイルの判定基準と特徴を示したのが、下の表です。

なお、≫の記号は、「非常に大なり」の意味ですが、ここでは、５ポイント以上の差を判定の目安と考えてください。

▷各愛着スタイルの判定基準と特徴

愛着スタイル	判定基準	特徴
安定型	安定型スコア ≫不安型、回避型スコア	愛着不安、愛着回避とも低く、 もっとも安定したタイプ
安定―不安型	安定型スコア >不安型スコア≧５	愛着不安の傾向がみられるが、 全体には安定したタイプ
安定―回避型	安定型スコア >回避型スコア≧５	愛着回避の傾向がみられるが、 全体には安定したタイプ
不安型	不安型スコア ≫安定型、回避型スコア	愛着不安が強く、 対人関係に敏感なタイプ
不安―安定型	不安型スコア ≧安定型スコア≧５	愛着不安が強いが、 ある程度適応力があるタイプ
回避型	回避型スコア ≫安定、不安型スコア	愛着回避が強く、 親密な関係になりにくいタイプ
回避―安定型	回避型スコア ≧安定型スコア≧５	愛着回避が強いが、 ある程度適応力があるタイプ
恐れ―回避型	不安型、回避型スコア ≫安定型スコア	愛着不安、愛着回避とも強く、傷つくことに敏感で、疑り深くなりやすいタイプ

▷集計の方法

各質問に対する回答を、下記の表の回答番号の欄にご記入ください。質問番号と回答番号がずれないようにご注意ください。回答番号と一致する番号が、右側のA、B、Cの欄にあれば、それを○で囲んでください。その作業が終わったら、A、B、Cごとに、○を囲んだものがいくつあったかを数えて、一番下の合計欄に記入してください。

質問番号	回答番号	A	B	C
1		1		
2		1		2
3		1		
4		1		
5		2		
6		2		
7		2		
8		2		
9		2		
10		1	2	
11		1	2	
12		1	2	
13		1	2	
14			1	
15			1	
16			1	
17			1	
18			1	
19			1	
20			2	
21			2	
22			1	
23			1	

質問番号	回答番号	A	B	C
24			1	
25			1	
26				2
27				2
28				1
29				1
30				1
31				1
32				1
33				1
34				1
35				1
36				2
37				2
38		2	1	
39		1		2
40		1		2
41				1
42			1	2
43			2	1
44			2	1
45				2
合計				

岡田尊司（おかだ たかし）

1960年香川県生まれ。精神科医、作家。東京大学文学部哲学科中退、京都大学医学部卒、同大学院にて研究に従事するとともに、京都医療少年院、京都府立洛南病院などで困難な課題を抱えた若者に向かい合う。現在、岡田クリニック院長。日本心理教育センター顧問。『愛着障害』『回避性愛着障害』『愛着障害の克服』『死に至る病』（以上、光文社新書）、『愛着アプローチ』（角川選書）、『発達障害と呼ばないで』（幻冬舎新書）、『母という病』『父という病』（以上、ポプラ新書）など著書多数。小笠原慧のペンネームで小説家としても活動している。

松本耳子（まつもと みみこ）

1976年大阪府生まれ。大阪芸術大学美術学科卒業。1998年、大学在学中に漫画家デビュー。漫画雑誌の連載や実話系４コマなどで活躍しつつ、毒親に育てられた壮絶な経験を明るく描いたコミックエッセイも執筆。著書に『毒親育ち』（扶桑社）、『毒親こじらせ家族』（竹書房）などがある。1男1女の母親。

マンガでわかる 愛着障害《あいちゃくしょうがい》
自分《じぶん》を知《し》り、幸《しあわ》せになるためのレッスン

2019年12月30日　初版第１刷発行

監　修　岡田尊司
漫　画　松本耳子
発行者　田邉浩司
発行所　株式会社　光文社
〒112-8011　東京都文京区音羽1-16-6
電　話｜編集部 03-5395-8172　書籍販売部 03-5395-8116　業務部 03-5395-8125
メール｜non@kobunsha.com

落丁本・乱丁本は業務部へご連絡くだされば、お取り替えいたします。

組　版　堀内印刷
印刷所　堀内印刷
製本所　ナショナル製本

ISBN978-4-334-95128-3